W0181117

MONIKA HEY

Mein gläserner Bauch

MONIKA HEY

Mein gläserner Bauch

Wie die Pränataldiagnostik
unser Verhältnis zum Leben
verändert

Deutsche Verlags-Anstalt

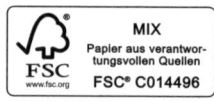

Das für dieses Buch verwendete FSC®-zertifizierte Papier
Munken Premium Cream liefert Arctic Paper Munkedals AB, Schweden.

1. Auflage
Copyright © 2012 by Deutsche Verlags-Anstalt, München,
in der Verlagsgruppe Random House GmbH
Alle Rechte vorbehalten
Typografie und Satz: Brigitte Müller, DVA
Gesetzt aus der Minion
Druck und Bindearbeit: GGP Media GmbH, Pößneck
Printed in Germany
ISBN 978-3-421-04538-6

www.dva.de

Für
Melanie, Lilian und Franka-Sophie,
denen ich wünsche,
dass auch sie guter Hoffnung sein dürfen.

INHALT

With my elbows resting on my desk,
I clutched the sides of my head with both hands
and allowed myself to suffer.

SIRI HUSTVEDT

Schwanger zu sein, Mutter oder Vater zu werden, eine Geburt zu erleben, ist mit intensiven Gefühlen verbunden, einer oft komplizierten Mischung aus Hoffnungen und Ängsten. Um diese Ängste zu bannen, ist es für die meisten Schwangeren heute selbstverständlich, sich und ihr Kind von Anfang an regelmäßig untersuchen zu lassen. Neben der üblichen Schwangerenvorsorge gibt es dabei auch Verfahren, die gezielt eine Erkrankung oder Fehlbildungen des Kindes sowie Hinweise auf mögliche genetische Störungen ausfindig machen sollen – in der Medizin Pränataldiagnostik genannt.

Pränataldiagnostik ist nicht zu verwechseln mit Präimplantationsdiagnostik, kurz PID, über die in den Medien seit 2010 intensiv berichtet und in der Öffentlichkeit heftig gestritten wurde, denn Präimplantationsdiagnostik findet statt, bevor ein künstlich befruchteter Embryo operativ in die Gebärmutter eingepflanzt wird – also vor einer tatsächlichen Schwangerschaft. Die Untersuchungen der pränatalen Diagnostik hingegen beginnen etwa ab der neunten Schwangerschaftswoche. Zu ihnen gehören bestimmte Ultraschall- und Bluttests – die sogenannten non-invasiven Methoden – sowie direkte Eingriffe in die Gebärmutter, bei denen mit einer Punktionsnadel genetisches Material des Kindes entnommen wird – die sogenannten invasiven Methoden.

Eine Broschüre für Schwangere, die ich vor Kurzem im Wartezimmer einer Gynäkologin fand, lockt schon auf dem Titelblatt mit den Worten: sicher – geschützt – geborgen. Und auf der letzten Seite steht das Versprechen: Wir sind für Sie da. Welche Schwangere wünscht sich das nicht?

Unter der Überschrift »Vorsorge bedeutet Sicherheit für Ihr ungeborenes Kind« macht die Gynäkologin darauf aufmerksam, dass die werdende Mutter noch weitaus mehr für sich und ihr Kind tun kann, als die Krankenkassen bewilligen dürfen. »Diese Leistungen können im Einzelfall sinnvoll sein, um Ihnen und Ihrem Kind die größtmögliche Sicherheit zu bieten«, erklärt die Ärztin.

So werden zum Beispiel 3D-Ultraschalluntersuchungen mit zauberhaften Bildern beworben als eine Möglichkeit, »eine photoähnliche Abbildung Ihres Kindes im Mutterleib zu erhalten... Eine Erinnerung fürs Leben!« Welche medizinische Bedeutung dieser Ultraschall hat, steht in der Broschüre jedoch nicht.

Deutlich erkennbar wird das Faltblatt, in dem für dieses Angebot geworben wird, »Informationsträger« genannt. Und es wird versichert: »Dies ist keine Werbebroschüre.« Denn Ärzte dürfen für sich keine Reklame machen.

Unter dem Vorwand, der Schwangeren und ihrem Kind die größtmögliche medizinische Sicherheit zu bieten, wird hier etwas angepriesen, das über die übliche Kassenleistung hinausgeht. Es werden Untersuchungen empfohlen, die von der Patientin privat bezahlt werden müssen. Inzwischen gibt es in manchen Praxen sogar die Möglichkeit, gegen Bezahlung ein Video vom Kind über Ultraschall aufzuzeichnen.

Natürlich wünscht sich jede werdende Mutter Sicherheit für ihr Ungeborenes. Aber leider sind es falsche Versprechungen, die hier gemacht werden. Falsche Fährten für Schwangere, gerade wenn sie sich allzu vertrauensvoll auf alle Zusatzangebote bei der medizinischen Betreuung ihrer Schwangerschaft einlassen. Denn für die meisten der schon im Mutterleib erkennbaren Abweichungen oder Krankheiten gibt es bis heute keine Therapie. Für ein gesundes Kind gibt es keine Garantie, auch nicht durch die Maßnahmen der vorgeburtlichen Diagnostik.

»Vorsorge ist wichtig für Sie und Ihr Kind«, heißt es in der Broschüre, und zu den empfohlenen Vorsorgeuntersuchungen gehört an erster Stelle das sogenannte Ersttrimester-Screening. Ein Test, der mittels Ultraschall und einer Blutuntersuchung der Mutter Informationen über das Risiko möglicher Chromosomenstörungen liefern soll. Diese ergänzende Ultraschalluntersuchung am Ende des ersten Schwangerschaft-Trimesters ist keineswegs harmlos. Sie dient der Messung der Nackenfalte oder, wie es medizinisch heißt, der Nackenfaltentransparenz des Ungeborenen. Innerhalb der Verfahren der Pränataldiagnostik ist diese Untersuchung der erste Schritt, um eventuell vorhandene Chromosomenabweichungen zu entdecken. Bei einem auffälligen Befund folgen dann üblicherweise im nächsten Schritt die sogenannten invasiven Methoden, eine Chorionzottenbiopsie oder eine Fruchtwasseruntersuchung, mit denen problematische Ergebnisse des Ersttrimester-Screenings abgeklärt werden sollen. All das wird jedoch in der Broschüre nicht deutlich.

Obwohl pränatale Diagnostik meistens tief in das Erleben von werdenden Müttern eingreift, wird auf die möglichen Folgekonflikte für die Schwangere bei einer auffälligen Diagnose und auf das Risiko für das Kind durch die weiterführende Diagnostik in der Broschüre nicht hingewiesen. Und schon gar nicht auf das Recht der Schwangeren, keinesfalls unvorbereitet in diesen Konflikt gebracht werden zu dürfen.

Während es für die meisten Schwangeren heute selbstverständlich ist, die Angebote der Pränataldiagnostik in Anspruch zu nehmen, ist ihnen die Tragweite der Entscheidung für diese Art von Vorsorge meistens nicht bewusst. Worauf sie sich eingelassen haben, erfassen viele erst dann, wenn es zu spät ist. Dann, wenn ihre Kinder schon vor der Geburt in diagnostische Schubladen gesteckt werden. Und natürlich vor allem dann, wenn das Leben ihres Kindes infrage gestellt wird, weil es nicht der Norm entspricht. Die Schwangeren geraten damit in den ethischen Konflikt, über das Leben ihres Kindes, über einen Abbruch der Schwangerschaft entscheiden zu müssen. Die möglichen psychischen Folgen solch einer Erfahrung werden in unserer Gesellschaft oft verschwiegen oder sogar tabuisiert.

Einer Studie zufolge haben selbst Frauen, die sich über mögliche Untersuchungen in der Schwangerschaft gut informiert haben, im Nachhinein das Gefühl, in etwas hineingerutscht zu sein, ohne es wirklich bewusst entschieden zu haben. Weil von allen Beteiligten – sowohl von den Frauen als auch den Ärztinnen und Ärzten – im Vorfeld die bedrohlichen Seiten der Diagnostik ausgeblendet werden. Sie werden verharmlost oder so weit wie möglich verdrängt.[1]

Bei den heute üblichen Verfahren der Pränataldiagnostik wird vor allem nach ungeborenen Kindern mit Down-Syndrom gesucht. Trisomie 21, wie das Down-Syndrom auch genannt wird, ist eine sogenannte Chromosomenabweichung, die im Mutterleib nicht therapiert werden kann. Trotzdem gilt die Suche nach der auf das Down-Syndrom hinweisenden verdickten Nackenfalte in Deutschland als Standardprogramm pränataler Vorsorge. Dies betraf bis vor wenigen Jahren besonders Frauen ab fünfunddreißig, da die statistische Wahrscheinlichkeit, ein behindertes Kind zu bekommen, mit dem Alter zunimmt.

Ein Großteil der Schwangerschaften, bei denen Ärzte eine Behinderung des Kindes feststellen, endet mit einem Abbruch der Schwangerschaft. Ist das wirklich der Wunsch aller betroffenen Eltern? Oder ist es weitgehend unbemerkt medizinische Praxis in Deutschland geworden, Vorsorgeuntersuchungen schwangerer Frauen ganz selbstverständlich mit der Aussonderung behinderter Ungeborener zu verknüpfen? Trotz bestehender Gesetze. Ohne die Not der Eltern, die ethischen Fragen und psychischen Folgen angemessen zu berücksichtigen. Als könne man mit dem Abbruch der Schwangerschaft etwas ungeschehen machen.

Weit über neunzig Prozent der Schwangeren, bei deren ungeborenen Kindern eine Trisomie 21 festgestellt wurde, brechen die Schwangerschaft ab. Liegt das an einer eugenischen Grundhaltung der Frauen und ihrer Partner, die ihre Kinder daraufhin überprüfen lassen, ob sie es wert sind, zur Welt zu kommen? Oder spielt nicht auch der defektzentrierte Medizinerblick eine Rolle und eine hochentwickelte Technologie, vielleicht sogar ein stillschweigend bestehender gesellschaftlicher Konsens gegen das Austragen behinderter Kinder – wenig beachtete Aspekte, die alle ihren Teil dazu beitragen, dass werdende Mütter sich und ihr Kind einer Abtreibung ausliefern.

Ein Fachartikel, der die Veränderungen in der gynäkologischen Praxis durch Pränataldiagnostik beschreibt, machte mich bei meiner Recherche zu diesem Thema besonders nachdenklich, denn dort fragt sich eine Gynäkologin:»Haben wir nicht tatsächlich inzwischen eine ›Allianz zur Selektion‹, nie so ausgesprochen, das Wort ist zu sehr negativ besetzt, aber gesellschaftlich toleriert und von den Ärzten und Ärztinnen umgesetzt?«[2]

Ich teile ihre Besorgnis. Denn schon lässt sich nachweisen, dass als Folge der immer umfassenderen pränataldiagnostischen Untersuchungen immer weniger Kinder mit Down-Syndrom zur Welt kommen. Und bald soll sogar ein früher Bluttest bei Schwangeren ausreichen, um eine Trisomie 21 nachzuweisen. Schon heute sind die vorgeburtlichen Kontrollen engmaschig und haben vor allem ein Ziel: Kinder mit Down-Syndrom frühzeitig zu entdecken. Mit tödlicher Konsequenz.

Eine Studie der Bundeszentrale für gesundheitliche Aufklärung hat gezeigt, dass sich fast alle Frauen im Verlauf ihrer Schwangerschaft mit den Angeboten der Pränataldiagnostik auseinandersetzen müssen, während ihr Informationsstand zum Thema zugleich gering ist.[3] Sich erst während einer Schwangerschaft über die vorgesehenen Untersuchungen und ihre möglichen Folgen Gedanken zu machen, reicht nicht aus. Denn sogar Frauen, die wussten, welche Untersuchungen sie wollten und welche nicht, haben erlebt, dass sie während ihrer Schwangerschaft viel Kraft aufwenden mussten, sich tatsächlich anders zu entscheiden, als routinemäßig von ihnen erwartet wird. Nicht allen gelingt es, sich gegen die perfekt eingespielten Mechanismen der Pränataldiagnostik durchzusetzen.

Es ist kaum zu übersehen, dass heute sowohl die Medizin als auch die Arbeitswelt immer mehr dem Modell des perfektionierbaren Menschen anhängen. Ein Leben im Wahn der Optimierung. Von Anfang an. Um jeden Preis. Eltern bekommen diesen Druck besonders zu spüren. Vollkommene Eltern von vollkommenen Kindern sollen sie sein. Wie werdende Eltern mit den Angeboten zur pränatalen Diagnostik umgehen, ihre Ängste und ihre Entscheidungen spiegeln auch diese gesellschaftlichen Bedingungen und Bewertungen wider.

Pränataldiagnostik stellt das Leben von Kindern infrage, die anders sind als die Norm. Und den Eltern wird zugemutet, eine Entscheidung über Leben und Tod ihres Kindes zu treffen. Das ist eine geradezu unmenschliche Anforderung.

Um es ganz deutlich zu sagen: Ich wende mich keineswegs gegen das mühsam erkämpfte Recht auf Abtreibung. Hier geht es um etwas anderes. Ich habe mich entschieden, meine eigene Erfahrung mit Pränataldiagnostik zu veröffentlichen, weil mir scheint, dass werdende Eltern zunehmend unter Druck stehen, ein behindertes Kind abzutreiben. Und mit dieser extremen Belastung meistens allein bleiben.

Bis es mich selbst betraf, hatte ich wenig darüber nachgedacht, was eine Frau empfindet, die ihr Kind abgetrieben hat. Die einem Schwangerschaftsabbruch zustimmt, obwohl sie sich mit ihrem ungeborenen Kind vielleicht schon innig verbunden fühlt. Das Tabu, über eine Abtreibung nach pränataler Diagnostik zu sprechen, ist groß. Und möglicherweise kommt zur selbstverständlichen Erwartung an Schwangere, sich pränataldiagnostisch untersuchen zu lassen, bis heute die Ignoranz gegenüber dem Schmerz derjenigen Eltern hinzu, die ihr Kind wegen eines problematischen Befunds nach solch einer Untersuchung abgetrieben haben.

Selbst in Veröffentlichungen zur Trauer von Eltern geht es fast ausschließlich um Fehl- und Totgeburten – und man sollte nicht vergessen, dass über Generationen auch dieses Leid tabuisiert und ignoriert worden ist. Dass Mütter ihre Kinder nach der Geburt nicht einmal zu sehen bekamen, ein Kind einfach entsorgt wurde, wenn es schon im Mutterleib oder bei der Geburt gestorben war.

Es hat lange gedauert, zehn Jahre etwa, bis ich mich stark genug fühlte, mir die medizinischen Unterlagen aus der Zeit meiner eigenen Schwangerschaft anzusehen. Bis ich in der Lage war, von meinem Recht Gebrauch zu machen, meine Krankenakte einzusehen in der Praxis der Gynäkologin, die mich während der Schwangerschaft betreut hatte. Eine jüngere Ärztin hat inzwischen die Praxis übernommen. Befundberichte aus den Labors und der Klinik, und, zu meiner Überraschung, sogar die Aufzeichnungen meiner früheren Gynäkologin bekam ich in Kopie ausgehändigt.

Darüber hinaus recherchierte ich, was ich mich so lange nicht getraut hatte anzuschauen. Ich beschäftigte mich mit Krankheitsbildern und suchte nach Erklärungen für Fachbegriffe, die ich in den Berichten aus den Labors und der Klinik gefunden hatte. *Trisomie 21. Down-Syndrom. Hydrops fetalis.* Meine journalistische Erfahrung gab mir den Rahmen, einer extrem schwierigen Zeit in meinem Leben noch einmal nachzuspüren. In Ruhe nachzudenken und zu schreiben. Um zu verstehen – so gut es geht –, was damals passiert ist.

Es war ein schwieriger Prozess, in dem ich versucht habe, der entsetzlichen Erinnerung ein Gesicht zu geben. Damit sie mich nicht immer wieder hinterrücks überfällt, mich lähmt, oder in Tränen ausbrechen lässt, wenn jemand fragt: »Hast du Kinder?«

Und hinter meiner eigenen Trauer entdeckte ich dabei sehr bald ein Thema, das über meinen eigenen Verlust weit hinausgeht.

D a liegt Ihr Kind in seiner ganzen Schönheit«, sagte die Frauenärztin und schaute konzentriert auf den Monitor, während ihre rechte Hand den Schallkopf mit leichtem Druck über meinen Unterleib gleiten ließ. Mehrmals hielt sie kurz inne und markierte die Position auf ihrem Computer. Eine Routineuntersuchung während meiner Mittagspause. Ich hatte die Redaktionssekretärin informiert, dass es etwas später werden könnte, bevor ich ging. Jetzt freute ich mich darauf, Klaus das neue Ultraschallbild zu zeigen.

Es war meine erste Schwangerschaft, und ich sonnte mich in meinem Glück. Im Grunde hatte ich selbst schon nicht mehr daran geglaubt, hatte die Hoffnung längst aufgegeben, in meinem Alter noch Mutter zu werden. Jetzt war ich schwanger und war bezaubert von der Vorstellung, die Welt noch einmal mit Kinderaugen sehen zu dürfen. Spielen wichtiger zu nehmen als Arbeit. Dieses Kind zu begleiten dabei, wie es seinen Platz im Leben findet.

Obwohl ich schon in der zwölften Woche war, hatte sich erst vor Kurzem herausgestellt, dass ich ein Kind bekomme. Die Gynäkologin hatte die Schwangerschaft nicht gleich entdeckt und bei den ersten Symptomen, mit denen ich sie aufgesucht hatte, erst mal ein Präparat zur Behandlung von Mastopathie verschrieben. Gegen die Schmerzen in meiner Brust. Zusätzlich hatte sie mich an einen Kollegen zur Mammographie überwiesen.

Auch bei mir gab es einen blinden Fleck genau dort, wo ich jahrelang vergeblich hingeschaut hatte. Darum konnte ich wahrscheinlich die untrüglichen Zeichen für eine Schwangerschaft selbst nicht deuten. Das exklusive Duschgel zu meinem sechsundvierzigsten Geburtstag zum Beispiel. Ich hatte mich gefreut über das edle Geschenk, bis ich es zum ersten Mal benutzte. Schnell spülte ich das Gel wieder ab, weil der süßliche Duft bei mir einen Würgreiz ausgelöst hatte. Auch die Rasiercreme von Klaus roch plötzlich unangenehm. Und zu meiner Mutter hielt ich mich auf Abstand, um ihr nicht sagen zu müssen, dass mir von ihrem neuen Parfüm übel wurde. Sie begleitete mich gerade für einige Tage nach London, wo ich für einen Film recherchierte. Trotz ihres Altersvorsprungs und ihrer Knieprobleme hatte sie während der Reise deutlich mehr Energie als ich. Mein Magen rebellierte jetzt öfter als sonst, und ich war extrem geruchsempfindlich. Doch da mein Zyklus nicht zum ersten Mal unregelmäßig war, schenkte ich auch diesem Symptom keine Beachtung. Ich war in der siebten Woche schwanger – und hatte keine Ahnung.

Eine Einladung nach der Rückkehr aus England hätte als schönes Frühlingsfest in Erinnerung bleiben können. Mit anregenden Gespräche und einem wunderbaren Spargelessen, das Robert und Christa wie jedes Jahr im Mai für ihre Freunde ausrichteten. Dieses Mal endete der Abend für mich in Krämpfen über unsere Kloschüssel gebeugt. Ich hatte kaum Alkohol getrunken und verstand nicht, wieso mir so schlecht war. Vielleicht die Erdbeeren? Am nächsten Tag las ich im Beipackzettel des Medikaments, das die Ärztin mir gegen die Schmerzen in der Brust verordnet hatte, dass es Übelkeit verursachen kann. Ich setzte es kurzerhand ab.

Am Montag nach dem Spargelessen war der Termin für die Mammographie. Ich hasse Röntgenuntersuchungen, aber ich machte mir Sorgen und wollte die Schmerzen abklären lassen. Das Mittel gegen Mastopathie war nach fast drei Wochen ohne spürbare Wirkung geblieben, die Schmerzen in der Brust unverändert. Obwohl der Mammographiebefund negativ war, wie die Ärztin mir bei meinem nächsten Besuch bestätigte, war ich beunruhigt.

Die Übelkeit muss sie stutzig gemacht haben, denn ohne mir ihre Vermutung vorschnell mitzuteilen, entschied sie sich für einen Vaginalultraschall. Dabei wird ein stabförmiger Schallkopf, der aus hygienischen Gründen mit einem Kondom überzogen und mit etwas Gleitgel bestrichen wird, vorsichtig in die Scheide eingeführt. Ich kannte das schon als Standarduntersuchung in der Gynäkologie. Und ahnte immer noch nichts. »Sie sind schwanger, so was habe ich mir schon gedacht«, sagte sie, noch während ich auf der Untersuchungsliege lag. »Ende der neunten Woche.«

Die Nachricht kam mir so unwirklich vor wie der künstliche weiße Rosenbusch in ihrem Praxisraum. Ich brauchte einen Moment, um mich in einer plötzlich radikal veränderten Wirklichkeit zurechtzufinden, mich zu spüren in diesem weißen, chromblitzenden Raum, der viel zu klein und klinisch schien für meine unbändige Freude.

Die Ärztin drehte den Monitor in meine Richtung und ließ mich anschauen, wie das kleine Herz schlug. Ich war sprachlos vor Überraschung und vor Glück. Gleichzeitig empfand ich in diesem Moment eine menschliche Nähe zu ihr, die ich aus unseren anderen Begegnungen so nicht kannte.

Ein Urin- oder Bluttest zum Schwangerschaftsnachweis war jetzt nicht mehr nötig. Die Ultraschallaufnahme war eindeutig, so schemenhaft und wolkig sie für mich auch sein mochte. Der Computer hatte einen kleinen Menschen fotografiert, der gekrümmt in meinem Bauch lag und der erst dann in mein Leben gekommen war, als ich aufgehört hatte, auf ihn zu warten.

SSL 32,3 mm stand am unteren Rand des Ultraschallbilds. *Scheitel-Steiß-Länge*. Und zu der vom Kopf bis zum Po gemessenen Körpergröße kamen ja noch die Beinchen hinzu! *9 W6T* hieß: neunte Woche, sechster Tag. Nur noch zwei Tage bis zur zehnten Woche. Ein Viertel der Schwangerschaft war dann schon um! Als voraussichtlichen Geburtstermin errechnete der Computer den vierundzwanzigsten Dezember. Weihnachten. Das Fest der Menschwerdung. *Wie heimlicherweise ein Engelein leise mit rosigen Füßen die Erde betritt, so nahte der Morgen.* Als Kind hatten mich diese Gedichtzeilen von Eduard Mörike eingewoben in einen märchenhaften Zauber. Wie das Erscheinen der himmlischen Wesen im Lied vom Weihnachtsbaum, an dem die Lichter brennen: *Zwei Engel sind hereingetreten, kein Auge hat sie kommen seh'n.* Die Schwangerschaft hätte mich nicht stärker überraschen können. Mir war, als wären mir die Engel meiner Kindheit erschienen. Ein verheißungsvolles Glücksversprechen. Ein Wunder, das bereits begonnen hatte.

Mit dreißig hatte ich meinen ersten Beruf an den Nagel gehängt und ein Volontariat beim Fernsehen begonnen, statt endgültig Studienrätin für Englisch und Politik zu werden. Von einer Freundin meiner Familie hatte ich gehört, dass meine Mutter gerne Enkelkinder hätte. Etwas Ähnliches hatte mir auch schon eine Frau in meiner Ausbildungsgruppe erzählt, die sich manchmal richtig ärgerte über die bohrenden Fragen ihrer Mutter. Unser Leben ging doch jetzt erst richtig los, warum sollten wir uns denn schon so festlegen? Meine Mutter will ein Kind von mir, witzelten wir damals abwehrend.

Zu der Zeit war bei mir kein passender Partner in Sicht, der sich über Kind und Karriere gleichermaßen gefreut hätte. Wo gab's das schon. Andererseits konnte selbst der Heiratsantrag an der Kühltruhe im Supermarkt, von der eine Kollegin in unserer Ausbildungsgruppe erzählte, sie nicht dazu bewegen, die eben bei ihr festgestellte Schwangerschaft fortzusetzen. Der Zeitpunkt schien ihr für ein Kind denkbar unpassend. Unsere Ausbildung verlangte von uns andere Prioritäten.

Ich war mir immer sicher, irgendwann würde ich Kinder haben, nur nicht jetzt gleich. Das Zerrbild von der kinderlosen kühlen Karrierefrau hielt ich für eine gerissene Erfindung von Männern, die uns den beruflichen Erfolg schon im Ansatz vermiesen wollten. Schwanger zu werden war nicht schwer, die Herausforderung bestand vielmehr darin, als Frau eine eigene Existenz aufzubauen, selbstständig zu werden, mit eigenem Beruf und Einkommen. Und darauf kam es doch auch an, wie mir schien. Den Männern ebenbürtig sein. Dafür musste frau etwas tun. Durfte sich nicht länger den Schneid abkaufen lassen. Kinder kriegte frau sowieso. Immer schon.

Es gibt einen Trend in den letzten Jahrzehnten, Elternschaft immer länger aufzuschieben. Das liegt sicher auch daran, dass Menschen kaum noch die früher übliche, sogenannte Hausfrauen-Ehe eingehen. Mit einem Mann als Haupternährer der Familie, mehreren Kindern, die die Frau bis spätestens dreißig zur Welt gebracht hat, und einer dem Mann untergeordneten Rolle. Einer Rolle, die sich für die Frau selbst dann kaum verbessert, wenn sie etwas hinzuverdient.

Familiengründung will heute sorgfältig mit Ausbildung und Berufstätigkeit koordiniert werden und findet auch deshalb immer später statt. Hinzu kommt, dass nur die Hälfte aller zusammenlebenden Paare, ob verheiratet oder nicht, davon überzeugt ist, ihre Beziehung werde ein ganzes Leben lang halten.[4]

Inzwischen gibt es nur noch doppelt so viele Hochzeiten wie Scheidungen im Jahr. Wie viele unverheiratete Paare mit Kindern sich trennen, registriert das Statistische Bundesamt nicht. Vor diesem Hintergrund sind eine gute Ausbildung und ein Beruf für viele Frauen auch eine soziale Absicherung und eine wichtige Voraussetzung für die Familiengründung, um gegebenenfalls sich und die Kinder versorgen zu können, wenn die Eltern als Paar scheitern.

Familiengründungen ab fünfunddreißig gelten als späte Mutter- oder Vaterschaft, was bei Frauen vor allem mit dem Ablaufen der sogenannten biologischen Uhr zu tun hat. Zwar können Männer auch später noch Kinder zeugen, doch die Wahrscheinlichkeit, zum ersten Mal Vater zu werden, wird auch für Männer ab Mitte dreißig deutlich geringer. Die meisten spüren, dass sich das soziale Zeitfenster für die Gründung einer Familie langsam schließt. Karrieresucht und Egoismus werden in der öffentlichen Debatte gern als Ursachen für Kinderlosigkeit angenommen. Mit Begriffen wie Gebärstreik oder Zeugungsstreik wird der schwarze Peter zwischen Frauen und Männern hin- und hergeschoben. Und wenn schließlich geargwöhnt wird, dass das »deutsche Volk« bald ausstirbt, ist der Diskurs endgültig am Stammtisch gelandet.

Richtig ist, dass die Geburtenziffer unterhalb des sogenannten Bestandhaltungsniveaus liegt, also weniger Menschen geboren werden als sterben. Das gilt nicht nur für Deutschland, sondern ist in fast allen Industriestaaten so. Deutschland gehört allerdings zu den Ländern mit der weltweit geringsten Geburtenrate.

Entgegen herkömmlicher Meinung ist in den letzten Jahrzehnten das Problem nicht ständig gewachsen, sondern das Phänomen nur bevölkerungspolitisch stärker in den Blick geraten. Statistisch ist die Geburtenziffer in Deutschland seit Anfang der siebziger Jahre mit 1,2 bis 1,4 Kindern pro Frau etwa gleich geblieben, hat sich also, nach einem massiven Geburtenrückgang in der ersten Hälfte des zwanzigsten Jahrhunderts – und dem sogenannten Babyboom Ende der fünfziger bis Mitte der sechziger Jahre –, seit den siebziger Jahren weitgehend auf diesem Niveau stabilisiert.

Hinter dieser Statistik verbergen sich die ganz unterschiedlichen Leben von Frauen und Männern, die ein, zwei oder mehr

Kinder haben, die vielleicht aber auch kinderlos sind. Ob Menschen Kinder wollen oder bekommen, hängt von vielfältigen Faktoren ab. Auch wenn diese Faktoren oft individuell genannt werden, lassen sich gewisse Gemeinsamkeiten ausmachen. So haben Wissenschaftler nachgewiesen, dass der größte Teil der kinderlosen Frauen Akademikerinnen sind, während Kinderlosigkeit bei Männern eher in der Gruppe mit niedrigen Bildungsabschlüssen vorkommt.[5] Nach Angaben des Statistischen Bundesamtes hatte von den Frauen der Jahrgänge 1933 bis 1968 in Westdeutschland schon jede vierte Frau mit höherer Bildung keine Kinder.[6]

Der Entscheidung, ein Kind zu bekommen, geht vor allem seit der breiten Verfügbarkeit von Verhütungsmitteln oft ein komplexer Abwägungsprozess voraus. Auch ich war froh, ungehindert Zugang zu Verhütungsmitteln zu haben, solange ich sie brauchte. Ich arbeitete gern in meinem neuen Beruf beim Fernsehen und ich arbeitete viel. Ganz besonders liebte ich neue Herausforderungen, an denen ich mich messen konnte und an denen ich wuchs. Und ich verhütete sorgfältig. War lange gewollt kinderlos. Das Filmemachen war für mich die Erfüllung eines Kindheitstraums, der in Schwarz-Weiß begonnen hatte und der mein Leben jetzt so bunt machte, wie ich es selbst nie für möglich gehalten hätte.

Natürlich gab es in meinem Freundeskreis auch Frauen, die Kinder hatten. Manchmal löste das Miterleben der Mutter-Kind-Symbiose bei mir Neid aus, manchmal Langeweile, aber meistens musste ich einfach feststellen, dass ihr Leben grundlegend anders war als meins. Oft gewann ich den Eindruck, dass Menschen mit Kindern sich sowieso lieber mit anderen Eltern und deren Kindern treffen, und zog mich dann nach und nach von diesen Freundinnen zurück.

Doch es gab auch Momente, in denen ich an meiner gewollten Kinderlosigkeit zweifelte. Einmal saß ich erschöpft im

Ferienflieger, umgeben von Familien mit kleinen Kindern, und spürte unerwartet ganz unbekannte Gefühle in mir. Als sei ich völlig allein auf der Welt, gehörte nicht wirklich dazu, sei Teil einer anderen Gattung, oder das Leben ein Film und ich nur Zuschauerin. Mit einem Mal schämte ich mich fast ein wenig dafür, kinderlos zu sein. Als sei das der sichtbare Beweis dafür, dass ich etwas falsch machte in meinem Leben. Natürlich hatte es den einen oder anderen Mann gegeben, der mein Leben noch ein wenig aufregender gemacht hatte, aber die Liebe wollte nicht wirklich gelingen. Der Richtige, wie meine Großmutter ihn immer genannt hatte, war noch nicht gekommen.

Je quengeliger dann allerdings die Kinder im Flugzeug um mich herum wurden, desto mehr empfand ich meine Situation als Privileg. Noch konnte ich mich entscheiden. Auch fürs Alleinsein. Ich hatte nicht ein Kind auf dem Schoß, dem ich alle Aufmerksamkeit schenken musste, sondern ein Buch.

Aber ich spürte, ich wäre auch gern Mutter. Hoffentlich reichte die Zeit.

Bei Klaus merkte ich schnell, dass er meine etwas verschütteten weicheren Seiten zu neuem Leben erweckte. Diesmal war alles anders. Mit ihm wollte ich ein Kind. Die Vorstellung, Vater zu werden, war ihm zunächst jedoch nicht ganz geheuer.

Manchmal frage ich mich, wie viele Männer und Frauen es eigentlich in meiner Generation gibt, die sich scheuten, Kinder in die Welt zu setzen. Die sich viel zu lange nicht reif, nicht erwachsen genug, der Aufgabe nicht gewachsen fühlten, Verantwortung für eigene Kinder zu übernehmen. Die sich ein gelingendes Leben mit Kindern irgendwie nicht vorstellen konnten. Ich kenne viele Menschen, die kinderlos geblieben sind. Vielleicht sind wir als Nachkriegskinder sogar stärker als andere rückwärtsgewandt, oft ohne es selbst so recht zu merken. Haben uns unbewusst für die intensivere Auseinandersetzung mit der Vergangenheit entschieden. Und hatten auch deshalb vielleicht nicht oder nicht rechtzeitig den Mut und die Kraft für eigene Kinder.

Kinderlosigkeit aufgrund diffuser Zukunftsängste. Innere Bilder, die manche erst wie zu klein gewordene Kinderschuhe ablegen mussten und die oft mehr mit unverarbeiteten Kriegserlebnissen der Eltern als mit eigener Unfähigkeit zu tun hatten. Wer weiß denn schon, wie viele Menschen aus der Nachkriegs- und Kriegsenkelgeneration als Kinder unangemessene Schuldgefühle und Zukunftsängste entwickelten, die dann später die eigene Elternschaft verhinderten.[7] Doch ohne moderne Verhütungsmittel wäre dies vielleicht weniger offensichtlich geworden.

Ich hatte mir selbst erst spät meinen Kinderwunsch eingestehen können. Darum war es auch besonders schmerzlich für mich, dass ich nicht schwanger wurde, nachdem der Entschluss getroffen war und Klaus längst zugestimmt hatte. Sogar die Möglichkeit einer In-vitro-Befruchtung hatte ich intensiv mit ihm diskutiert, als sich mein Kinderwunsch nicht erfüllte und andere Paare diesen medizinischen Weg schon hoffnungsvoll in sogenannten Reproduktionskliniken beschritten.

Dass ich einmal eine künstliche Befruchtung in Erwägung ziehen könnte, hätte ich früher nicht erwartet. Damals, in den siebziger Jahren, als man zum ersten Mal von Retortenmüttern und Retortenbabys hörte und Freundinnen herumblödelten, ob im Reagenzglas gezeugte Kinder anstelle eines Bauchnabels wohl eine Glasmurmel hätten. Inzwischen schien es mir eine ernst zu nehmende Alternative. Ein Hoffnungsschimmer in meinen monatlichen Phasen der Enttäuschung. Wenn ich wieder einmal feststellen musste, dass ich immer noch nicht schwanger war. Das Orwell'sche an den verschiedenen Möglichkeiten der künstlichen Befruchtung befremdete mich zwar selbst auch ein wenig, aber vor allem Klaus war entschieden dagegen. Er wollte der Natur nicht ins Handwerk pfuschen, wie er es nannte.

Schließlich gab ich auf, versuchte mich mit meiner Kinderlosigkeit abzufinden und meinem Leben eine neue Richtung zu geben. Die Diskussionen über Einschaltquoten im Fernsehen, dem immer wichtiger werdenden Thema an meinem Arbeitsplatz, hatten längst begonnen, mich zu langweilen. Da hatte ich schließlich die Idee, meine Redaktionsarbeit auf eine halbe Stelle zu reduzieren, um mich beruflich weiterzubilden. Am letzten Tag vor dem Weihnachtsurlaub hatte ich endlich die Zustimmung der Personalabteilung bekommen und war erleichtert in Skiurlaub gefahren.

»Ich weiß, warum du das machst«, hatte ein lieber, schwuler Kollege orakelt, als er mir für das neue Jahr Glück wünschte. »Du willst Mutter werden.« Die Bemerkung berührte mich in einem versteckten Sehnsuchtswinkel meines Herzens, denn ich hatte diesen Wunsch längst traurig aufgegeben. Ende Februar fuhr ich noch einmal zum Skilaufen, diesmal mit meinem Bruder. Klaus musste arbeiten. Entspannt und guter Laune kam ich zurück. Mein neues Leben gefiel mir, es war eine kreative und fruchtbare Zeit. Irgendwann um Ostern herum nistete sich mein Kind in meine Gebärmutter ein. Und hatte sich bis zur neunten Woche unbemerkt in meinem Inneren entwickelt.

Der Anteil der sogenannten Spätgebärenden hat sich in den letzten drei Jahrzehnten mehr als verdoppelt. Inzwischen ist fast jede vierte aller Schwangeren über vierunddreißig – darunter nicht nur Erstgebärende, sondern auch Frauen, die schon mindestens ein Kind geboren haben.

In Zeiten von zuverlässigen Verhütungsmitteln kann es für Paare schwer sein, den richtigen Zeitpunkt zum Kinderkriegen zu finden. Und irgendwann müssen sie dann vielleicht sogar feststellen, dass es schwieriger ist, schwanger zu werden, als sie gedacht haben. Schon lange vor der Menopause lässt die Fruchtbarkeit mit zunehmendem Alter deutlich nach. Jedes fünfte bis sechste Paar muss sich heute mit einem unerfüllten Kinderwunsch auseinandersetzen, zum Teil deshalb, weil es sich zu spät für eigene Kinder entscheidet.

Wenn eine Frau jedoch mit fünfunddreißig oder später tatsächlich schwanger wird, gilt dies in der Gynäkologie automatisch als Risikoschwangerschaft, denn mit dem Alter der Mutter nimmt rein statistisch das Risiko einer Fehlbildung des Kindes zu. Auch kommt es häufiger zu Fehlgeburten, besonders im Falle von Chromosomenstörungen, das heißt einem Fehler in den Erbinformationen. Doch es gibt inzwischen auch Studien, die darauf hinweisen, dass das zunehmende Alter von

Erstgebärenden als Risikofaktor nicht überbewertet werden sollte.[8]

Chromosomenabweichungen können sowohl durch zusätzliche oder fehlende Chromosomen entstehen, als auch durch eine Veränderung der Chromosomenstruktur. Jede menschliche Zelle enthält in der Regel dreiundzwanzig Chromosomenpaare. Von Chromosomenabweichungen spricht man bei überzähligen oder fehlenden Chromosomen oder Chromosomenteilstücken wie etwa bei der Trisomie 13, 18 oder 21, beim Turner- oder Klinefelter-Syndrom.

Der Embryologe Thomas W. Sadler geht davon aus, dass die Hälfte aller befruchteten Eizellen – und nicht nur die von Frauen ab fünfunddreißig – in der Frühphase der Entwicklung mit einem spontanen Abort enden, jede zweite dieser Fehlgeburten geschieht wegen unterschiedlichster chromosomaler Störungen.[9]

Manchmal wissen Menschen nicht einmal, dass sie mit einem veränderten Chromosomensatz leben, denn viele der Chromosomenabweichungen beeinträchtigen die Gesundheit nicht. Die Betroffenen haben keinerlei gesundheitliche Probleme und unterscheiden sich in ihren Lebensmöglichkeiten kaum von anderen.[10]

Gerade beim Thema Spätgebärende produziert die Berichterstattung in den Massenmedien jedoch oft unnötige Verunsicherung. Verunsicherung, die auch schon mal in absurden Behauptungen gipfelt, wie der eines Gesundheitsmagazins, das schrieb, es sei eine Folge der Pränataldiagnostik, dass trotz aller Risiken der Großteil der über Fünfunddreißigjährigen gesunde Kinder zur Welt bringe.[11]

∾

»Das sieht ja aus wie Weihnachten«, schmunzelte Klaus, als er an diesem Abend nach Hause kam und mich strahlend auf meinem Lieblingsplatz, dem roten Sofa im Wohnzimmer, antraf. Ich hatte eine Kerze angezündet, und das war tatsächlich ungewöhnlich, denn es war Ende Mai. Aber ich war doch gerührt, dass Klaus intuitiv die besondere Situation erfasst hatte. Weihnachten! Der errechnete Geburtstermin unseres Kindes! Ich zeigte ihm das Ultraschallbild, war aufgeregt, stolz, glücklich. Und Klaus teilte meine Freude von ganzem Herzen.

»Wie alt bist du?«, fragte meine Mutter, als ich ihr am Telefon von meiner Schwangerschaft erzählte. Sie weiß genau, wann ihre Kinder geboren wurden und wie alt wir sind, aber ich hatte den besorgten Unterton in ihrer Stimme gehört und versuchte diplomatisch, ihre Aufmerksamkeit weg von den mütterlichen Bedenken hin auf die Freude der künftigen Oma meines Kindes zu lenken.

Alkohol bedeutete mir nichts, das Rauchen hatte ich schon lange aufgegeben, und der morgendliche Kaffee war auch nicht unverzichtbar. Was konnte ich noch tun, um es unserem Kind in mir gut gehen zu lassen? Ich war so beseelt von meinem Glück, dass ich mich in den nächsten Tagen dabei ertappte, selbst Menschen von der Schwangerschaft zu erzählen, die ich gar nicht besonders gut kannte. Sie brauchten nur zu fragen, wie es mir geht.

Erst vor Kurzem hatte ich wieder angefangen zu joggen, weil mir manche Kleidungsstücke nicht mehr passten. Meine ungewohnte Kurzatmigkeit hatte mir einen zusätzlichen Beweis dafür geliefert, dass ich dringend mehr Sport machen musste. Um nicht gleich wieder schlapp zu machen, wie schon so oft nach sportlichen Blitzkriegen gegen den Winterspeck, hatte ich mein Trainingsprogramm diesmal sorgsamer aufgebaut. Denn früher hatte es oft allzu bald in höllischem Muskelkater geendet.

Jetzt war klar, dass es einen anderen Grund gab, weshalb sich mein Körper veränderte. In meinem Kleiderschrank würde ich im Laufe des Jahres noch so manche Teile austauschen, um es mit meinem Baby bequem zu haben. Ich konnte es kaum abwarten.

Einige Hosen, die zunächst als Zielmarke des Anti-Winterspeck-Projekts gedient hatten, sortierte ich erleichtert schon mal aus. Mein Lieblingsgetränk wurde Grapefruitsaft. Süß und sauer, frisch und bitter. Anflüge von Übelkeit hielten sich in Grenzen. Jetzt wusste ich ja auch, woher sie kamen, und konnte gelassener damit umgehen. Klaus grinste, wenn sich mein Sodbrennen mal wieder in kleinen gurgelnden Geräuschen bemerkbar machte, denn erfolglos hatte er auf langen Wanderungen schon mehrmals versucht, mich mit der hohen Kunst des Rülpsens vertraut zu machen.

Nun machte er Pläne, wo das Baby in unserer Wohnung seinen ersten Platz bekommen sollte und wie wir uns die anstehenden Aufgaben teilen könnten. Erziehungsurlaub für beide Elternteile, Teilzeitarbeit auch für Väter, so etwas musste ich ihm nicht erst schmackhaft machen. Alles war gut.

Eine Freundin, selbst Mutter von zwei Kindern, warnte mich mit nüchterner Fürsorglichkeit, die ersten drei Monate lieber abzuwarten. Man wisse ja nie so genau. Innerlich rückte ich spontan ein Stück von ihr ab. Auch Klaus bekam von einer Kollegin den Rat, er solle sich nicht zu früh freuen, es könne immer noch was passieren. Das erzählte er mir allerdings erst später.

Jemand sagte sehr direkt, ich als Spätgebärende würde doch sicher eine Fruchtwasseruntersuchung durchführen lassen. Für sie war das selbstverständlich, weil das erste Kind ihrer Schwester geistig und körperlich behindert zur Welt gekommen war. Ich fand ihre Frage trotzdem verletzend, denn ich hatte ihr von meiner Schwangerschaft erzählt, um meine Freude mit ihr zu teilen, nicht um drohende Gefahren für mein Kind heraufbeschwören zu lassen. Warum durften wir uns nicht einfach freuen? Guter Hoffnung sein?

Klaus hatte ich meine Überzeugung bereits mitgeteilt. Ich wollte das Leben unseres Kindes nicht riskieren durch irgendwelche Nadeln, mit denen mir durch die Bauchdecke bis in die

Gebärmutter gestochen wurde. Und vor allem wollte ich keine Entscheidung treffen müssen gegen dieses Kind, wenn der Befund auffällig sein sollte. Ich wollte unser Kind nicht nur auf Probe annehmen. Meine Gefühle einfrieren, bis irgendjemand grünes Licht gab. Bis Tests ein gesundes Kind bestätigten. Was sollte ich mit einem Befund, der möglicherweise etwas anderes aussagte? Sollte ich mich gegen mein Kind stellen, über Leben und Tod meines eigenen Kindes entscheiden? Ich brauchte keine Fruchtwasseruntersuchung, und ich war mir instinktiv sicher, das Richtige zu tun. Statistiken, von denen ich gehört hatte, legte ich zu meinen Gunsten aus. Schließlich kamen auch die allermeisten Kinder von sogenannten Spätgebärenden gesund zur Welt.

Die häufigste Chromosomenabweichung ist die Trisomie 21, so genannt, weil das einundzwanzigste von dreiundzwanzig Chromosomen in jeder Zelle nicht doppelt sondern dreifach vorhanden ist. Trisomie 21 führt zu Behinderungen, die unter dem Namen Down-Syndrom bekannt sind. Weltweit hat durchschnittlich bei siebenhundert Geburten ein Kind Trisomie 21.

Die Wahrscheinlichkeit für Spätgebärende, ein Kind mit Down-Syndrom zu bekommen, liegt mit fünfunddreißig Jahren bei etwa 0,3 Prozent, das heißt drei von tausend Frauen im gleichen Alter müssen damit rechnen, dass ihr Kind behindert sein wird. Bei Vierzigjährigen trifft es eine von hundert Schwangeren. Und selbst bei sechsundvierzigjährigen Müttern – das Alter, in dem ich damals schwanger war – bekommen fünfundneunzig von hundert Frauen ein Kind ohne Down-Syndrom. Völlig unabhängig davon, ob sie sich pränataldiagnostisch untersuchen lassen oder nicht.

Das *Deutsche Ärzteblatt* berichtet, dass etwa jedes fünfzehnte Neugeborene mit einer großen Fehlbildung zur Welt kommt, jährlich also nahezu fünfzigtausend Kinder in Deutschland mit einer Behinderung geboren werden. Was übrigens der Anzahl der jährlichen Neuerkrankungen an Brust- oder Lungenkrebs entspricht.[12] Die Ursachen der kindlichen Fehlbildungen sind in fast zwei Dritteln der Fälle unbekannt. Ausgelöst werden können sie durch Medikamente, Chemikalien, Strahlung, Alkohol und andere Drogen, aber auch durch Folsäuremangel vor und am Anfang der Schwangerschaft. Etwa zwanzig Prozent der Fehlbildungen sind erbbedingt, und bis zu zehn Prozent lassen sich auf Virusinfektionen wie Röteln oder auch Toxoplasmose zurückführen. Nur etwa fünf bis zehn Prozent beruhen auf Chromosomenabweichungen, wobei Trisomie 21 als die häufigste der Chromosomenstörungen auftritt. Zwar lassen sich durch Pränataldiagnostik eine Reihe von Krankheiten und Behinderungen beim Ungeborenen entdecken, im Mutterleib behandeln lassen sie sich allerdings fast nie.

Definiert werden die kindlichen Fehlbildungen im *Ärzteblatt* als körperliche oder organische Defekte, die die Lebensfähigkeit der Kinder beeinträchtigen und behandelt werden müssen. Bei einem von fünf Kindern sei der Defekt schwer und lebensbedrohlich. Etwa ein Viertel aller kindlichen Todesfälle stehe im Zusammenhang mit schweren Fehlbildungen. Die mit solchen Fehlbildungen geborenen Kinder benötigten eine kostenintensive Behandlung durch Ärzte und andere Fachkräfte, häufig auch lebenslang, heißt es im *Ärzteblatt*.[13]

Man muss sich allerdings klarmachen, dass nur die wenigsten Behinderungen angeboren sind.[14] Weitaus häufiger – in mehr als fünfundneunzig Prozent der Fälle – entstehen sie erst später. Manchmal während des Geburtsvorgangs, vor allem aber als Resultat von Verletzungen bei Unfällen im Haushalt, im Straßenverkehr oder am Arbeitsplatz. Darüber hinaus ist Behinderung oft eine Konsequenz von Alterungsprozessen und vor allem von Krankheit, wie das Statistische Bundesamt in Wiesbaden nachweist. Nur weniger als fünf Prozent aller erfassten Behinderten sind schon mit einer kindlichen Fehlbildung oder Erkrankung zur Welt gekommen.

Ich kannte diese Statistiken damals nicht. Doch wenn man sich die Zahlen vor Augen führt, ist der Anteil der Behinderungen durch Chromosomenabweichungen verschwindend gering. Weniger als ein Zehntel von fünf Prozent, also weniger als fünf von tausend Behinderten sind davon betroffen. Behinderung ist also keineswegs in erster Linie ein Thema für Spätgebärende, oder gar Schwangere im Allgemeinen.

Ich war schwanger, glücklich und fest entschlossen, zuversichtlich zu bleiben.

Wir hatten uns schon auf einen Namen geeinigt. Leon. Ich mochte den Klang und den Gedanken, dass Leon von hinten gelesen das französische Wort für Weihnachten war – Noel. Wahrscheinlich spielte auch das Filmprojekt über den Schriftsteller Lion Feuchtwanger, an dem ich zu jener Zeit arbeitete, bei der Namensfindung eine Rolle. Und meine Bewunderung für Leonard Cohen, für den ich kurz vor dem Abitur die Schule geschwänzt hatte.

Der Name hatte Klaus und mich auf Anhieb angesprochen, als wir am Pfingstwochenende zahllose Namen ausprobiert und wieder verworfen hatten, während wir zu unserem Lieblingshotel wanderten. Den Weg dorthin kannten wir gut, eine mehrstündige Tour, zu jeder Jahreszeit war er uns vertraut.

Diesmal blühten die Wiesen jedoch besonders prachtvoll. Ich hatte nie zuvor so schöne Wildblumen gesehen. Sogar Orchideen entdeckte ich. Und ich versprach Leon, dass er alle Namen für diese herrlichen Pflanzen von seinem Vater lernen würde, während ich mit ihm eine Wiese am Hang hinaufstapfte und Klaus oben warten sah. Überall um uns herum erweckte die Frühlingssonne neues Leben. Die Bäume leuchteten zartgrün, und die Buchenblätter schienen in der Luft zu schweben. Schwerelos. Ich war wie berauscht von den Wundern der Natur. Und ich fühlte mich selbst wie eines.

Wir waren zur richtigen Zeit am richtigen Ort. In einem Quellbach am Weg schwammen zappelnde kleine Salamander, von denen einige ihren Fruchtsack noch nicht einmal ganz abgestreift hatten. Hecken von blühendem Ginster entströmte der Duft von Pfirsichen. Mir schien, als würden meine Sinne alles intensiver, üppiger wahrnehmen als sonst. Ich lebte in einer anderen, in meiner neuen Wirklichkeit.

Bei einem köstlichen Essen feierten wir abends im Hotel mit zwei guten Freunden unser Glück. Sie konnten es ermessen, weil sie von meinem Kinderwunsch und dem lange vergeblichen Warten wussten. Jetzt war ich schwanger, und ich war beschwingt auch ohne Schampus. Die Betten im Hotelzimmer hatte Klaus schon bei unserer Ankunft so verschoben, dass ich vor dem Einschlafen den Sternenhimmel sehen konnte. Mein Glück war grenzenlos.

In derselben Nacht träumte ich davon, dass wir eine Geburtsanzeige aufgegeben hatten. Sie war abgedruckt in der Tageszeitung, die in meinem Elternhaus immer auf dem Frühstückstisch gelegen hatte. Das neugeborene Kind im Traum hieß Lea. War unser Kind vielleicht doch ein Mädchen? Eine alte Freundin der Familie fiel mir ein, Schulfreundin meines Vaters, die dem frischgebackenen Tochtervater am Tag meiner Geburt im Dorf begegnet war. Fröhlich sei er an ihr vorbeigeradelt und habe gerufen: »Wir haben ein Mädchen, wir haben ein Mädchen!«

In den nächsten Tagen ging mir der Traum mit der Geburtsanzeige nicht mehr aus dem Kopf. Wie zuvor mit Leon, begann ich mich jetzt gedanklich mit Lea zu beschäftigen.

Selbst bei der Arbeit war ich zeitweise eingesponnen in meinen Schwangerschaftskokon. Berufliche Themen erschienen mir nebensächlich. Ich spürte mich in Konferenzen nach Innen lächeln und war nur noch mit halbem Ohr auf die Welt draußen konzentriert. Es gab Momente, da fühlte ich mich unverwundbar.

Ich freute mich darauf, mich mit meinem Kind wieder spielerisch auf Gefühle der Kindheit einzulassen. Andere Prioritäten zu setzen als die im Berufsalltag üblichen. Ein neues Zeitalter war für mich angebrochen. Und ich war entschlossen, alle guten Geister zu beschwören, dass sie mir beistehen. Den Geburtstermin zu Weihnachten nahm ich als untrügliches Zeichen dafür, dass alles unter einem guten Stern stand.

Schwanger-schwärmerisch recherchierte ich den Namen meines ungeborenen Kindes und stieß dabei auf ein biblisches Zitat, das mich erschreckte:»Lea hatte ein blödes Gesicht«.[15] War nicht blöd früher ein Ausdruck für geistig behindert? Wegen Schmerzen in der Brust war ich in der sechsten Schwangerschaftswoche in der gynäkologischen Praxis erschienen und mit einem Rezept gegen Mastopathie und einer Überweisung zur Mammographie nach Hause gegangen. Schwere Koffer auf der Reise nach London hatte mein Kind schon überstanden, und die Röntgenstrahlen der Mammographie hatten ihm, guter Gott, bitte auch nichts antun können. Ich war zum ersten Mal beunruhigt und ärgerte mich über meine allzu ausufernde Namensforschung.

Ich sprach im Stillen mit meinem ungeborenen Kind und ich war glücklich über jedes Zeichen, das meine gute Hoffnung nährte. Im Grunde neige ich nicht zu magischem Denken. Doch ich erinnere mich gut daran, wie anders ich damals die Welt und mich in meiner neuen Realität wahrgenommen habe.

»Hinter dem scheinbar alltäglichen Ereignis, in anderen Umständen zu sein, verbirgt sich ein psychisch bedeutsamer Wendepunkt, ›a point of no return‹«, schreibt die Soziologin und Psychoanalytikerin Gertraud Diem-Wille. Denn durch die Schwangerschaft werde eine Umgestaltung der inneren Welt der Schwangeren in Gang gesetzt. Dies sei ganz unabhängig davon, ob es tatsächlich zur Entbindung eines lebenden Kindes kommt oder ob eine Fehlgeburt, ein Schwangerschaftsabbruch oder eine Totgeburt erfolgt.[16]

Eine Schwangerschaft ist immer eine Zeit der Neuorientierung, eine Anpassungsleistung an eine fundamental veränderte Situation. Diese für Frauen äußerst sensible Lebensphase beschreibt auch die Hebamme und Ethnologin Angelica Ensel als eine Schwellensituation, als Zeit des Übergangs von einem sozialen Status in einen anderen. Frauen erleben sie sowohl als Phase des Übergangs als auch der Gefährdung. Hormonelle Vorgänge in der Schwangerschaft bewirken körperliche und seelische Veränderungen, die bei Schwangeren wechselnde, durchaus auch widersprüchliche Gefühle auslösen. Es ist ein Wachstums- und Reifeprozess, der durch erfahrene Begleitung gefördert werden kann. Der entscheidende Schritt heißt, sich auf das neue Unbekannte einzulassen, vor allem auf die für das Kind lebensnotwendige Symbiose.[17]

Schwangere sind von Natur aus in einem Zustand der Offenheit, Unsicherheit und großen Sensibilität, denn schwanger sein heißt auch, einen Teil der Kontrolle über den eigenen Körper abzugeben, schreibt Angelica Ensel. Um diesen Wandel leichter zulassen zu können, wurden und werden schwangere Frauen in traditionellen Kulturen von erfahrenen mütterlichen Vorbildern angeleitet, die sie auch durch Gebete und Rituale dem Schutz höherer Mächte anvertrauen.

In der Ethnologie werden rituelle Verrichtungen, die zur Absicherung eines ungeschützten, undefinierten Zwischenzustands dienen, Übergangsrituale genannt – rites de passage. Hinter diesen Ritualen steht die Überzeugung, dass der Einzelne, auf sich allein gestellt, überfordert ist, wenn der Übergang in eine neue Identität von besonderer sozialer Bedeutung und darüber hinaus noch gefährlich ist. Der Übergang kann dann nicht mehr individuell vollzogen, sondern muss rituell begleitet werden, unter Anleitung von Medizinmännern und weisen Frauen.

Vor allem Schwangerschaften sind in traditionellen Gesellschaften schon immer ein existenzielles Geschehen, das mit schützenden Ritualen versehen werden muss. Die Akua'ba-Skulpturen der Ashanti aus Ghana sind bei uns als kunstgewerbliche Objekte bekannt. Diese Holzpuppen mit rundem flachen Kopf, zylindrischem Körper und abstehenden kurzen Armen gelten in Afrika einerseits als weibliche Fruchtbarkeitssymbole, werden aber traditionell auch von schwangeren Ghanaerinnen auf dem Rücken getragen. Um ein schönes gesundes Kind zu bekommen, wird die Akua'ba-Puppe von der Schwangeren rituell gewaschen und liebevoll umsorgt. Auch in unserem Kulturkreis begleitete man Schwangerschaft und Geburt lange Zeit mit schützenden Ritualen. So heißt es in einem italienischen Frauengebetbuch aus dem 18. Jahrhundert:

> Möge es dein Wille sein, Ewiger, mein Gott und Gott meiner Vorfahren, dass du in deiner großen Barmherzigkeit die Frucht in meinem Leib zu einem gesunden Kind heranreifen lässt, dass es gerecht sei, fromm, heilig und zum Segen.[18]

Heute werden religiöse oder gesellschaftliche Rituale in unserer Kultur kaum noch bewusst praktiziert. Eine Forschungsgruppe in Göttingen stellte jedoch 1998 im Rahmen einer empirischen Studie fest, dass die bei uns in der Schwangerschaft übliche Pränataldiagnostik, ungeachtet ihrer medizinischen Bedeutung, auch einen verborgenen rituellen Sinn hat. Er ist den Beteiligten so kaum bewusst, obwohl er die Untersuchungsverfahren nachweislich stark prägt.[19]

Nach Analyse der Wissenschaftler arrangieren sich werdende Eltern und der betreuende Arzt beim Thema Pränataldiagnostik in einer Art stillschweigendem Abkommen. Mögliche Konsequenzen der Pränataldiagnostik werden in der Verständigung zwischen Arzt und Patientin meistens ausgeblendet. Unausgesprochen befinden sich alle Beteiligten in einer Abwehrhaltung. In einem Prozess von Verleugnung und Verdrängung, von Nicht-wirklich-wissen-Wollen und dem Vorenthalten von Informationen. Einer Abwehrhaltung, um der im Grunde unmöglichen Entscheidung über Leben und Tod des ungeborenen Kindes aus dem Weg zu gehen. Ein vorübergehend funktionierender Selbstschutz.

Bei fast allen Schwangeren löst das Thema Pränataldiagnostik ambivalente Gefühle aus. Gemessen an der Bedeutung und der Häufigkeit, mit der diese Untersuchungen in Anspruch genommen werden, ist das Wissen der meisten Frauen darüber jedoch auffällig gering. Übrigens unabhängig von ihrem Bildungsstand, wie eine Studie der Bundeszentrale für gesundheitliche Aufklärung (BZgA) feststellte. Trotzdem wünschen sich nicht einmal zwei von zehn Schwangeren mehr Informationen über dieses Thema zu Beginn ihrer Schwangerschaft.[20]

Zu einer eigenständigen und vertretbaren Entscheidung der Frau für oder gegen Pränataldiagnostik kann es so kaum kommen. Aber warum wollen Frauen der unangenehmen Auseinandersetzung mit dem Thema Pränataldiagnostik aus dem Weg gehen und gleichzeitig die Untersuchungen in Anspruch nehmen?

Der mögliche tiefere Sinn eines derartigen Umgangs mit dem ethischen und psychischen Konfliktpotenzial von vorgeburtlicher Diagnostik erschließt sich, wenn man die Schwangerschaft aus ethnologischer Perspektive, also im Vergleich mit fremden Kulturen, betrachtet. So, wie es etwa die Göttinger Medizinsoziologen in ihrer bereits erwähnten Studie getan haben.

In wohl allen Kulturen hat diese Lebensphase einen besonderen Status, gilt als ein bedeutender Lebensabschnitt, der für die Schwangere meistens auch mit Angst und Unsicherheit verbunden ist. Die Schwangere ist potenziell gefährdet und äußerst schutzbedürftig. Weil sogar sehr selbstbewusste Frauen Rituale und stärkende Begleitung in einem Lebensabschnitt der Wandlung und Unsicherheit brauchen, lassen sich auch sonst selbstverantwortlich handelnde Frauen bereitwillig auf die von Arzt und Ärztin vorgeschlagenen Maßnahmen ein, ohne sie kritisch zu prüfen. Sie überlassen sich der Führung von medizinischen Fachleuten.

Betrachtet man Schwangerschaft als existenzielle Phase des Übergangs, die besonderer Riten bedarf, um gut auszugehen, so kann man die Pränataldiagnostik als ein Ritual interpretieren, um bestehende Ängste in der Schwangerschaft zu bewältigen. Mit anderen Worten: Hochleistungsmedizin als Abwehrzauber. In diesem Sinne könnte man die umfangreichen Hoffnungen, die heute auf die medizinische Schwangerenvorsorge übertragen werden, auf das immer gleiche psychische Grundbedürfnis zurückführen. Ein Grundbedürfnis, für das in traditionellen Gesellschaften eigene Rituale entwickelt wurden, um unkontrollierbare Mächte zur beschwichtigen.

Auch die Ethnologin Angelica Hensel betrachtet die Pränataldiagnostik als ein Ritual in der Schwangerenvorsorge, das für viele Frauen von Anfang an selbstverständlich ist. Einst begleiteten weise Frauen die Schwangere, sagten ihr, was sie tun oder lassen muss und wie sie sich schützen kann. Heute hat der Arzt oder die Ärztin diese Rolle übernommen. Und wenn die Schwangerschaft gut ausgeht, ja, dann hat der Abwehrzauber doch gewirkt.

MUTTERPASS

BUNDESAUSSCHUSS DER ÄRZTE UND KRANKENKASSEN
HINWEISE FÜR DIE SCHWANGERE

Schwangerschaft und Geburt sind natürliche Vorgänge und stellen keine Krankheit dar. Manchmal können sie allerdings mit einem erhöhten Risiko für Mutter und Kind belastet sein. Eine sorgfältige Schwangerschaftsbetreuung hilft, einen großen Teil dieser Risiken zu vermeiden oder rechtzeitig zu erkennen, um Gefahren abzuwenden. Voraussetzung dafür ist jedoch Ihre regelmäßige Teilnahme an den Vorsorgeuntersuchungen!

Die in Ihrem Mutterpass aufgeführten Untersuchungen dienen der Gesunderhaltung von Mutter und Kind und entsprechen langjähriger geburtshilflicher Erfahrung und modernen medizinischen Erkenntnissen.

Dieser Mutterpass enthält die während der Schwangerschaft erhobenen wichtigen Befunde. Er wird Ihnen nach jeder Vorsorgeuntersuchung wieder mitgegeben. Die Angaben im Mutterpass dienen der Information von Arzt und Hebamme sowie Ihrer und Ihres Kindes Sicherheit.

Der Mutterpass ist Ihr persönliches Dokument. Sie allein entscheiden darüber, wem er zugänglich gemacht werden soll. Andere (z. B. Arbeitgeber, Behörden) dürfen eine Einsicht nicht verlangen.

Bitte:

- *Nutzen Sie die Ihnen gebotenen Möglichkeiten, um sich und Ihrem Kind Sicherheit zu verschaffen!*
- *Vergessen Sie nicht, dieses Heft zu jeder ärztlichen Untersuchung während der Schwangerschaft, zur Entbindung und zur Untersuchung des Kindes mitzubringen!*
- *Lassen Sie sich helfen, wenn Sie Sorgen haben!*
- *Beraten Sie sich mit Ihrem Arzt und befolgen Sie seine Ratschläge![21]*

Ich stelle nicht grundsätzlich die Schwangerenvorsorge infrage, denn manche Gefährdung des ungeborenen Kindes und auch der werdenden Mutter kann durch rechtzeitiges Erkennen verringert werden. Schwangerschaft ist keine Krankheit. Aber einige Erkrankungen können besser behandelt werden, wenn man sie frühzeitig entdeckt. Schwangerschaftsdiabetes gehört dazu oder auch eine gefährliche Blutarmut beim Fötus, weil eventuell eine Blutgruppenunverträglichkeit mit der Mutter besteht.

Selbst ein Flüssigkeitsstau in den Nieren oder im Gehirn des Fötus und Fehlbildungen im Magen-Darm-Trakt sind in besonders spezialisierten Krankenhäusern, den sogenannten perinatalen Zentren, gegebenenfalls schon vor der Geburt behandelbar. Perinatale Zentren halten neben der geburtshilflichen Abteilung eine angeschlossene Neugeborenen-Intensivstation bereit. Nur in äußerst seltenen Fällen ist jedoch ein chirurgischer Eingriff im Mutterleib möglich. Denn die Gefahr, dass es dabei zu einer Fehl- oder Frühgeburt kommt, ist groß.

Es ist üblich, mit Hilfe von Ultraschall die zeitgerechte Entwicklung des Ungeborenen zu beobachten oder auch nach besonderen Auffälligkeiten zu schauen. Dies kommt Kindern und Müttern durchaus zugute. Wenn zum Beispiel vorgeburtlich bereits ein angeborener Herzfehler bei ihrem Kind diagnostiziert wurde, ist die Schwangere für die Entbindung in einer Spezialklinik besser aufgehoben, weil das Neugeborene dort von Fachleuten besser versorgt werden kann. Doch all dies sind eher Ausnahmen.

Obwohl die meisten Schwangerschaften unauffällig verlaufen und die Kinder gesund zur Welt kommen, werden bis zu drei von vier Frauen in Deutschland als Risikoschwangere eingestuft. Frühere Krankheiten der werdenden Mutter, Probleme, die bei vorhergehenden Schwangerschaften aufgetreten sind, oder auch Komplikationen im Verlauf der jetzigen Schwangerschaft spielen dabei eine Rolle. Auch wenn die Patientin älter ist als vierunddreißig, gilt sie automatisch als Risikoschwangere. Die Liste der möglichen Risiken ist im Laufe der Jahre immer länger geworden, wenn auch viele der Ursachen selten vorkommen. Durch eine intensivere Vorsorge und engmaschigere Kontrollen sollen die Risiken minimiert werden, wenn die Gefahr besteht, dass es während der Schwangerschaft oder der Geburt zu Komplikationen kommen könnte, oder wenn ein erhöhtes Risiko für eine Erkrankung des Kindes vorliegt. Vorgeburtliche Therapien bestehen dann meistens aus einer Ernährungs- und Verhaltensumstellung sowie der Einnahme von Medikamenten, die über den Blutkreislauf der Mutter auch das Ungeborene erreichen sollen. Vor allem diese medizinischen Maßnahmen der Schwangerenvorsorge sind es, die heute die Überlebens- und Entwicklungschancen von Kindern verbessern.

∾

Auch ich wollte natürlich, dass mein Kind gut versorgt ist, und ich hatte volles Vertrauen zu meiner Gynäkologin. Eine knappe Woche nachdem sie meine Schwangerschaft festgestellt hat, habe ich wieder einen Termin bei ihr. Heute werden serologische Untersuchungen bei mir durchgeführt. Wie es später auch in meinem Mutterpass steht, sind dies Bluttests, mit denen meine Blutgruppe und eventuelle Antikörper im Blut bestimmt werden. Ich bin jetzt in der zehnten Woche schwanger.

Von der Ärztin lasse ich mir zusätzlich eine Überweisung geben für einen Blutzuckerbelastungstest. Im selben Gespräch werde ich von ihr auf Untersuchungen hingewiesen, mit denen eventuelle Chromosomenabweichungen festgestellt werden können: Amniozentese oder Chorionzottenbiopsie.

Schon seit Ende der sechziger Jahre gibt es die Amniozentese, ein Verfahren, Fruchtwasser direkt aus der Gebärmutter zu entnehmen und die Chromosomen der darin enthaltenen Zellen des Kindes zu bestimmen. Diese Untersuchung wird allerdings meistens erst im zweiten Schwangerschaftsdrittel vorgenommen.

Nachdem die gesetzlichen Krankenkassen die Amniozentese 1976 in ihren Leistungskatalog aufgenommen hatten, etablierte sich in der Bevölkerung sehr bald die Fruchtwasseruntersuchung als Standardverfahren der Schwangerenvorsorge. Zur frühzeitigen Erfassung von Chromosomenabweichungen kam in den achtziger Jahren die Chorionzottenbiopsie hinzu und machte so eine Vorverlegung der Pränataldiagnostik vom zweiten ins erste Schwangerschaftsdrittel möglich. Etwa neunzig Prozent dieser Eingriffe werden mit dem Ziel durchgeführt, eine Chromosomenstörung des Kindes – und hierbei vorwiegend die Trisomie 21, das Down-Syndrom –, auszuschließen.[22]

Ich weiß auch von Frauen im Freundeskreis, dass sie eine Fruchtwasseruntersuchung haben durchführen lassen. Aber ich war in der Frage bereits skeptisch, als ich selbst noch nicht schwanger war. Schon bei den Freundinnen konnte ich mir nicht vorstellen, wie sie mit der Gefahr einer möglichen Fehlgeburt durch den Eingriff klarkommen wollten.

Darüber hinaus ist für mich auch kein Schwangerschaftsabbruch vorstellbar, der nach einem problematischen Befund bei solch einer Untersuchung ja im Raum stehen würde. Darum lehne ich das Angebot der Gynäkologin, gendiagnostische Untersuchungen in Anspruch zu nehmen, entschieden ab.

Das Thema ist für mich damit schnell erledigt. Ich will mich gar nicht erst verunsichern lassen. Will mich weiterhin auf mein Kind freuen dürfen. Schriftliches Material zur Pränataldiagnostik oder auch zu weiteren Möglichkeiten der Beratung, etwas, das ich zuhause vielleicht nachlesen könnte, wird mir von der Gynäkologin nicht angeboten.

Zwei Wochen später, gegen Ende der zwölften Woche, soll ich wiederkommen zum nächsten Ultraschalltermin. Den lehne ich natürlich nicht ab, denn ich will alles tun, um eine mögliche Unter- oder Fehlversorgung meines Kindes rechtzeitig zu erkennen und ihr zu begegnen.

∾

Der Begriff »Pränataldiagnostik« ist nicht gleichzusetzen mit Schwangerenvorsorge, obwohl er wörtlich übersetzt nichts anderes bedeutet als: Untersuchungen vor der Geburt. Als Fachbegriff wird er jedoch verwendet für Untersuchungen, die gezielt nach Fehlbildungen oder Chromosomenabweichungen des Ungeborenen fahnden beziehungsweise diese ausschließen sollen. Zu den Standardleistungen der Schwangerenvorsorge, die von der Krankenkasse bezahlt werden und die jede Frau im Verlauf einer normalen Schwangerschaft in Anspruch nehmen kann, gehört die Pränataldiagnostik allerdings nicht.

Die reguläre Schwangerenvorsorge ohne Pränataldiagnostik umfasst im Normalfall zehn bis zwölf Untersuchungen. In den ersten Monaten finden diese Termine jeweils alle vier Wochen statt, ab zwei Monate vor dem errechneten Geburtstermin dann alle zwei Wochen. Zu den Vorsorgemaßnahmen, die von den Krankenkassen bezahlt werden, gehört in jedem Schwangerschaftsdrittel auch eine Ultraschalluntersuchung. Überprüft werden hier die Herzaktivität, die Lage und die zeitgerechte Entwicklung des Kindes.

Manche Frauen entscheiden sich für die Schwangerenvorsorge durch eine Hebamme statt durch einen Arzt oder eine Ärztin in einer gynäkologischen Praxis. Denn auch Hebammen können Blut abnehmen, den Urin auf Eiweiß und Zucker untersuchen, die Lage des Kindes kontrollieren und Herztöne abhören. Und sie nehmen sich Zeit für Gespräche, die erst die besondere Qualität einer umfassenden Betreuung ausmachen, denn soziale, emotionale und psychische Faktoren können, neben medizinischen Aspekten, durchaus Einfluss auf das Geschehen während der Schwangerschaft haben.

Viele Frauen – auch ich gehörte dazu – wissen nicht einmal, dass sie einen Anspruch auf umfassende Hebammenhilfe haben. Wissen nicht, dass sich die Zuständigkeit der Hebamme dem Gesetz nach von der Feststellung der Schwangerschaft bis zum Ende der Stillzeit erstreckt. Faktisch sichert der Gesetzgeber in Deutschland jeder Frau das Recht auf Hebammenhilfe zu. Hebammen können normale Schwangerschaftsverläufe und Geburten auch in eigener Verantwortung begleiten, ohne dabei einen Arzt hinzuziehen zu müssen.

Kombinierte Modelle, das heißt Schwangerenvorsorge durch Arzt und Hebamme, sind ebenfalls möglich. Da Hebammen jedoch keinen Ultraschall durchführen, ist die Hinzuziehung eines Arztes bei Risikoschwangerschaften sogar Pflicht. Sowohl die Hebamme als auch der Arzt werden von der Krankenkasse bezahlt. Bei Auffälligkeiten in der Schwangerschaft überweist dann die Hebamme in die Facharztpraxis.

Viele Hebammen sehen die Zunahme der medizinischen Prozeduren und die Technisierung der natürlichen Vorgänge in der Schwangerschaft und bei der Geburt durchaus kritisch. Nach ihrer Einschätzung wird ein Großteil der Frauen damit verunsichert und erlebt sich, unbegründet, als risikoschwanger.

Gestützt auch durch weltweite Forschungsergebnisse, setzt sich der Bund Deutscher Hebammen deswegen dafür ein, dass die derzeitige Dominanz der Technik in der Geburtshilfe durch ein sachgerechtes Zusammenspiel von Hebammen und Medizinern ersetzt wird.[23]

Für den Ultraschalltermin muss ich, wie immer, lange im Wartezimmer ausharren. Die Ärztin ist eine bekannte Gynäkologin, ich bin Kassenpatientin und kein Notfall. Die pastelligen Bilder an den Wänden des hellen Raums hat jemand sorgsam ausgewählt. Besonders auffällig ist jedoch ein Keine-Angst-vor-Falten-Poster, mit dem sich die Ärztin als Expertin für Anti-Aging-Verfahren empfiehlt. Ich kann mir nicht vorstellen, davon jemals Gebrauch zu machen. Aber ich teile ja auch nicht ihre Ansicht, dass Frauen in den Wechseljahren Hormone nehmen sollten, weil die Natur nicht vorgesehen habe, dass wir danach überhaupt noch weiterleben.

Meine Ärztin ist eine attraktive Frau, jenseits des Klimakteriums, die ihr Alter geschickt überspielt. Mit ihren kupferrot gefärbten Haaren ist sie eine imposante Erscheinung, besonders wenn sie, mit seitwärts gestellten schlanken Beinen, von ihrem Drehstuhl aus lächelnd doziert, und ich selbst, wie eine Käthe-Kruse-Puppe mit den Füßen baumelnd, vor ihr auf der Untersuchungsliege sitze. Nie habe ich sie im weißen Kittel erlebt. Meistens trug sie kniekurze Chanelkostüme und auffällig großen Ohrschmuck.

»Da liegt Ihr Kind in seiner ganzen Schönheit«, sagte also die Ärztin, als ich mit entblößtem Unterleib wieder auf ihrer Behandlungsliege lag. Sie hatte kühles Gel auf meiner Haut verteilt, und jetzt glitschte der Schallkopf in ihrer Hand auf meinem Bauch hin und her. »Babyfernsehen« hatte eine Kollegin lachend die Möglichkeiten der Sonographie genannt, als ich die Redaktion verließ.

Die Hektik im Büro war in diesem Moment weit weg und ich bemerkte zufrieden, wie entspannt ich war. Was für ein wunderbares Gefühl, mir Leon in meinem Bauch vorzustellen! Die Ärztin schallte ruhig und konzentriert. Nur ein leichtes Klicken verriet, dass sie erste medizinisch relevante Messpunkte gefunden hatte. Wie sah unser Kind jetzt aus, wie viel war es gewachsen? Was musste ich tun, damit es ihm gut ging? Oder was sollte ich besser lassen? Könnte es ihm schaden, dass mein Blutzuckerspiegel manchmal unregelmäßig war? Der Termin für den Blutzucker-Belastungstest war schon vereinbart. Was konnte ich sonst noch tun, um Gefahren von meinem Kind abzuwenden? Ich würde mich mit der Gynäkologin beraten und mich auf ihre Erfahrung verlassen, wie der Mutterpass empfohlen hatte.

Ihr Schweigen begann mir langsam unheimlich zu werden, als sie sich mir endlich wieder zuwandte. Schon ihr veränderter Gesichtsausdruck machte mir Angst, er verhieß schlechte Nachrichten. Ich spürte, wie mir Tränen in die Augen schossen. Sie hatte ein Ödem entdeckt, eine Schwellung durch Flüssigkeitsansammlung unter der Nackenhaut meines Kindes.

Die Frauenärztin war ernst und engagiert, als sie mir ihren Befund mitteilte. Als sie ihren Verdacht auf Trisomie 21 durch einen Spezialisten abzuklären empfahl. Als sie mich belehrte über die vielfältigen Schäden, die ein Kind mit Down-Syndrom zu erwarten habe.

»Ich lasse Sie einen Moment allein«, sagte die Ärztin danach und verschwand im Nebenzimmer. Ich war verwirrt. Was erwartete sie jetzt von mir? Sollte ich mich ganz schnell beruhigen, sie auf keinen Fall mit meinen Gefühlen belästigen? Was hatte sie mir da gerade erzählt? Ich konnte keinen klaren Gedanken fassen. Verdacht auf Trisomie 21. Down-Syndrom.

Als sie zurückkam, hatte sie für den nächsten Tag einen Termin mit einem Spezialisten vereinbart. Einem Kollegen mit hoch auflösendem Ultraschallgerät. Einem Punkteur, spezialisiert auf

Fruchtwasseruntersuchungen. Einem, der sich auskannte mit Nadeln. *Amniocentesen* und *Chorionzottenbiopsien.* Sie drückte mich an ihr Chanelkostüm, und ich war so durcheinander, dass ich befürchtete, mein Lippenstift könnte Spuren auf dem feinen Wollstoff hinterlassen.

Draußen vor der Praxis konnte ich das geschäftige Treiben in der Fußgängerzone kaum ertragen und flüchtete in eine kleine Kirche in der Nähe. Es zog mich direkt zu einer waagerecht hängenden Skulptur im linken Seitenschiff. Einer menschlichen Gestalt, die wie ein flügelloser Engel jenseits von Zeit und Raum zu schweben scheint. Über einer Steinplatte mit den Jahreszahlen 1914–1918 und 1939–1945. Die Zeit war für mich stehen geblieben.

Meine Gedanken kreisten um die Untersuchung. Dass schon dieser Test dazu dienen würde, frühzeitig nach Chromosomenabweichungen zu fahnden, hatte ich nicht gewusst, als ich dem Ultraschall zugestimmt hatte.

Regungslos saß ich da, ich weiß nicht, wie lange. Auf gar keinen Fall konnte ich jetzt zurückgehen in die Redaktion, weitermachen, als sei nichts geschehen, meine Angst hinter einer professionellen Maske verbergen. Klaus würde erst in fünf Stunden zuhause sein, erreichen konnte ich ihn vorher nicht.

Irgendwann saß ich wie benommen in unserem Wohnzimmer auf meinem roten Sofa und wusste, ich muss jetzt dringend in der Redaktion anstehende Aufgaben delegieren. Beratungstermine mit meinen Klienten musste ich auch absagen, aber erst, wenn ich in einer besseren Verfassung war. Morgen, vielleicht übermorgen.

In Deutschland wurde 1979 als erstem Land der Welt die Ultraschalluntersuchung als Routineuntersuchung in der Schwangerschaft eingeführt. Die Geschichte der Pränataldiagnostik ist eng verknüpft mit der historischen Entwicklung des Ultraschalls. Das Prinzip: Über einen Schallkopf ausgesendete Schallwellen werden zurückgeworfen und in ein Bild umgesetzt. Schon seit den vierziger Jahren wurde dieses bildgebende Verfahren vereinzelt in der Medizin eingesetzt und machte im Körper bisher Verborgenes ohne Strahlenbelastung sichtbar. In der Frauenheilkunde wendete erstmals der britische Gynäkologe Ian Donald die Sonographie an. 1958 publizierte er erste undeutliche Ultraschallaufnahmen von Kindern im Mutterleib.

Die zu Anfang schlechte Bildauflösung verbesserte sich in den siebziger und achtziger Jahren ganz erheblich. Als Erfolg wurde allerdings zunächst schon angesehen, wenn man Zwillinge eindeutig vor der Geburt entdeckt hatte. Die weitere Entwicklung der Computertechnologie ermöglichte schließlich eine immer höhere Bildauflösung und darüber hinaus einen immer schnelleren Bildaufbau.

Beim Ultraschall werden die Schallwellen durch den Körper gesendet und je nach Dichte des Gewebes unterschiedlich reflektiert. Flüssigkeiten erscheinen dabei auf den Monitoren schwarz, als ein nahezu echofreier Zwischenraum. Auf dem Ultraschallbild sieht es dann aus, als sei der Körper an dieser Stelle transparent.

Anfang der neunziger Jahre entdeckte man durch verbesserte Bildauflösung, dass bei allen Kindern in der zwölften bis vierzehnten Schwangerschaftswoche ein lang gestreckter, schwarzer Zwischenraum im Bereich des Nackens zu sehen ist. So kam der Ausdruck *Nackentransparenz* zustande.

Beim sogenannten *Nackentransparenztest* – auch umgangssprachlich *Nackenfaltenmessung* genannt – wird per Ultraschall eine Schwellung mit Flüssigkeit im oberen Rückenbereich des Kindes gemessen. Sie beträgt durchschnittlich 1 bis 2,5 Millimeter. Ist dieser Wert erhöht, gilt das als Hinweis auf eine mögliche Chromosomenabweichung.

Im Rahmen der Vorsorgeuntersuchungen sind nach Anlage 1a der Mutterschafts-Richtlinie drei Ultraschalluntersuchungen vorgesehen:

I. Screening 09.–12. SSW

II. Screening 19.–22. SSW

III. Screening 29.–32. SSW

In Deutschland wird Ultraschall seit 1979 routinemäßig in der Schwangerenvorsorge eingesetzt. In anderen europäischen Ländern, z. B. in Skandinavien und England sowie in den USA ist dies nicht der Fall. (…)

In der 12. bis 13. Schwangerschaftswoche erreicht die Schwellung unter der Nackenhaut des Kindes ihr Maximum. Statistisch ist diese Schwellung bei Kindern mit Down-Syndrom besonders stark ausgeprägt, aber auch bei Kindern, die keine Chromosomenstörung haben, kann das Ödem vergrößert sein. Sollte die Messung des dorsonuchalen Ödems ergeben, dass ein erhöhtes Risiko für Trisomie 21 besteht (Tabellenwert, abhängig vom Messwert des Ödems und mütterlichem Alter), wird dir dein/e Arzt/Ärztin z. B. Fruchtwasseruntersuchung empfehlen, um den Befund genau abzuklären. Falls du dich von vornherein gegen einen Schwangerschaftsabbruch entschieden hast, kannst du dein Recht auf Nichtwissen geltend machen und deinen Arzt/deine Ärztin von vornherein darüber informieren, dass du bestimmte Diagnosen nicht wünschst.[24]

Dies ist einer von vielen Einträgen zum Thema Ultraschall, die ich inzwischen im Internet gefunden habe. Das Besondere an dieser Selbsthilfeseite für Eltern ist der Hinweis für Schwangere, dass sie gezielt auch auf Diagnosen verzichten können. Verzichten auf unzumutbare Entscheidungszwänge. Ein ethisch begründbares Recht auf Nichtwissen.

Heute ist es möglicherweise nicht mehr so leicht, unabsichtlich in diese Falle zu tappen, wie für mich während meiner

Schwangerschaft. Denn seit 2010 besteht die ärztliche Pflicht, vor der Durchführung des ersten Ultraschall-Screenings die Schwangere über Ziele, Inhalte und Grenzen sowie über mögliche Folgen der Untersuchung aufzuklären. Dazu gehören medizinische, aber auch psychische Risiken. Und in der Konsequenz, die Entscheidung zum Schwangerschaftsabbruch. Auch früher wurde schon in Fachkreisen auf die besondere Problematik hingewiesen, die sich aus einer Diagnostik ohne mögliche Therapieangebote ergibt. Meine Ärzte hätten darüber 1998 im *Deutschen Ärzteblatt* Folgendes lesen können:

> Eine pränatale Diagnostik ist sinnvoll und ärztlicherseits geboten, wenn dadurch eine Erkrankung oder Behinderung des Kindes intrauterin behandelt oder für eine rechtzeitige postnatale Therapie gesorgt werden kann. Für das Kind fehlt es dann an einer Indikation für die pränatale Diagnostik, wenn – was nicht selten der Fall ist – sich keine Therapiemöglichkeiten abzeichnen. In dem Falle kann das ungeborene Kind dem Risiko eines diagnostischen Eingriffs ausgesetzt werden, obwohl eine Entscheidung über Fortsetzung oder Abbruch der Schwangerschaft die einzige Konsequenz aus dem Ergebnis der Diagnostik darstellt.[25]

Doch selbst heute sind die Standards zur Aufklärung, Einwilligung und ärztlichen Beratung vor dem Ultraschall-Screening in der Schwangerschaft noch umstritten. Gängige Meinung der Anbieter dieser Screenings ist es, dass allen Schwangeren detailliert die Nachteile aufgezeigt werden müssen, wenn sie sich *gegen* diese entscheiden sollten. Nicht die Folgen der Untersuchung sondern die Folgen der Unterlassung der Untersuchung halten sie für nicht ausreichend bekannt. Mit dem Argument, es gibt keine Nicht-Risiko-Schwangerschaft, müssen nach ihrer Einschätzung allen Schwangeren neben der Beratung über die Ultraschalluntersuchungen schon mit Beginn der Schwangerschaft gezielt weiterführende Ultraschalluntersuchungen angeboten werden.

Damit nur das geschieht, was Eltern tatsächlich für sich und ihr Kind wollen, und nicht das, was sie wollen *sollen*, hängt viel davon ab, was zukünftige Eltern über Pränataldiagnostik wissen. Oder wissen wollen. Und welche Informationen Frauenärzte und -ärztinnen ihnen zur Verfügung stellen.

Als ich dieses Buch zu schreiben begann, hatte ich ein Gespräch mit einer Frau, das mich sehr nachdenklich gemacht hat. Sie arbeitet als Lehrerin mit behinderten Kindern.

»Da ziehe ich so manches Mal innerlich den Hut«, sagte sie zu mir, »denn ich kenne auch die Sorgen der Eltern sehr gut. Man glaubt gar nicht, wie viele verschiedene Behinderungen es gibt.«

Als sie selbst schwanger war, sei auch ihr nicht klar gewesen, dass sie möglicherweise mit dem Ergebnis einer Ultraschalluntersuchung vor eine folgenschwere Entscheidung gestellt würde. Ihr Sohn Jakob ist heute so alt, wie mein Kind es auch wäre.

Von vielen Frauen wird Pränataldiagnostik mit der allgemeinen Schwangerenvorsorge in der gynäkologischen Praxis verwechselt. Die Tragweite der pränataldiagnostischen Untersuchungsergebnisse erfassen sie erst dann, wenn es zu spät ist. Dann, wenn sie bei einem problematischen Befund dem daraus folgenden Konflikt bereits ausgeliefert sind. Ihre Handlungsoptionen beschränken sich in der Regel dann nur noch darauf, die Schwangerschaft fortzusetzen oder sie abzubrechen. Sie müssen eine Entscheidung treffen über Leben oder Tod ihres Kindes.

Nahezu allen Schwangeren wird heute das sogenannte Ersttrimester-Screening empfohlen. Und viele Schwangere, gerade auch die jüngeren, fühlen sich inzwischen geradezu zum Ersttrimester-Screening gedrängt. Untersucht werden dabei bestimmte

Schwangerschaftshormone und Eiweißwerte im mütterlichen Blut sowie die fetale Nackentransparenz innerhalb der ersten elf bis vierzehn Schwangerschaftswochen.

Verknüpft mit dem Alter der Mutter soll mit diesem Verfahren im Rahmen der Pränataldiagnostik ein individuelles Risiko ermittelt werden. Denn rein rechnerisch kann die Kombination der Werte noch gezielter als der Ultraschall allein Hinweise auf eine Chromosomenstörung oder Fehlbildung des Kindes geben. Die so getroffenen Aussagen gehen damit auch weit über die Wahrscheinlichkeitsberechnungen des früher geltenden sogenannten Altersrisikos hinaus.

Befürworter dieses Verfahrens betonen, dass mit dem Ersttrimester-Screening qualifizierte, nicht-invasive Maßnahmen zur Verfügung stehen, um das individuelle Risiko für eine Chromosomenabweichung auszuloten. Es sind vorgeschaltete Untersuchungsmethoden, bei denen nicht gleich mit Nadeln durch die Bauchdecke der Frau gestochen wird, um Zellen oder Blut zu entnehmen, wie dies bei Amniozentese oder Chorionzottenbiopsie nötig ist. Das Ersttrimester-Screening sei daher ungefährlich, und bei unauffälligem Ergebnis könne mancher Schwangeren mit erhöhtem Altersrisiko eine Fruchtwasserpunktion erspart bleiben.

Die Unterscheidung der Schwangeren in die Altersgruppen bis oder ab fünfunddreißig gilt jedoch inzwischen sowieso als überholt, denn die Hälfte aller Trisomie-21-Fälle tritt bei unter Fünfunddreißigjährigen auf. Das liegt daran, dass die weit überwiegende Anzahl der Schwangeren unter fünfunddreißig ist. Und trotz geringerer statistischer Wahrscheinlichkeit kommen auch bei ihnen Chromosomenabweichungen vor.

Mit dem Ersttrimester-Screening, so heißt es, könne man nun sowohl jüngeren als auch älteren Schwangeren Anhaltspunkte dafür geben, ob eine invasive Diagnostik überhaupt notwendig sei oder ob darauf verzichtet werden kann. Das Down-Syndrom bei Kindern schon in der Schwangerschaft zu entdecken werde so auch bei jüngeren Frauen möglich, während früher Chromosomenabweichungen bei Kindern jüngerer Frauen oft erst nach der Geburt festgestellt wurden.

Außerdem sei zu bedenken, dass angesichts der Zunahme von Spätgebärenden auch die Fehlgeburtenrate deutlich steigen könne, wenn man weiterhin konsequent die reine Altersindikation anwende. Die Amniozentese für alle Schwangeren ab fünfunddreißig zu empfehlen würde bei mehr Spätgebärenden rein zahlenmäßig zu mehr Punktionen und damit zu mehr Fehlgeburten führen.[26]

Eins stimmt: Noch bis vor wenigen Jahren war allen schwangeren Frauen mit sogenanntem Altersrisiko die Durchführung einer Fruchtwasseruntersuchung empfohlen und im Rahmen der Mutterschaftsrichtlinien auch von den Krankenkassen bezahlt worden. Mit einer daraus resultierenden erheblichen Anzahl von Fehlgeburten gesunder Kinder. Hat beispielsweise eine Fünfunddreißigjährige ein statistisches Risiko von 0,3 Prozent, ein Kind mit Down-Syndrom zur Welt zu bringen, dann ist ihr Fehlgeburtsrisiko durch invasive Methoden der Pränataldiagnostik bis zu zehn Mal so groß. Bis heute werden in den Mutterschaftsrichtlinien für die Altersgruppe ab fünfunddreißig die invasiven Verfahren zur Chromosomenbestimmung kostenlos angeboten.

Ich hatte bewusst auf *invasive Diagnostik* verzichtet. Hatte das Angebot der Ärztin zur Fruchtwasseruntersuchung oder Chorionzottenbiopsie abgelehnt. Und trotzdem war ich jetzt mittendrin im Strudel der Pränataldiagnostik. Denn eine beim Ultraschall festgestellte erhöhte Nackentransparenz gilt als sogenannter *Softmarker*. Als ganz und gar nicht sanfter Hinweis auf Chromosomenabweichungen. Und manchmal auch auf einen Herzfehler des Ungeborenen.

Die Ärztin hatte ohne mein Wissen bei meinem Kind nach einem *dorsonuchalen* Ödem gesucht. *Dorso* bedeutet Rücken, *nuchal* auf den Nacken bezogen. Ein Ödem ist eine Schwellung des Gewebes aufgrund einer Einlagerung von Flüssigkeit. Wahrscheinlich fühlte sie sich völlig im Recht. Denn immerhin war dies die einzige der möglichen »Auffälligkeiten« beim Ultraschall, die bis 2009 im Mutterpass als Beispiel genannt wurde. *Dorsonuchales Ödem.* In einer noch früheren Version des Mutterpasses existierte dieser Eintrag sogar als eigenständiger Dokumentationspunkt. Nicht lediglich als beispielhafte Nennung von ansonsten nicht näher bezeichneten weiteren Auffälligkeiten.

Direkt neben der Rubrik »Auffälligkeiten« steht im Mutterpass die Frage, ob eine *Konsiliaruntersuchung* veranlasst worden sei. Also war die automatische Überweisung zum Feinultraschall bei dem Kollegen meiner Gynäkologin, dem Spezialisten für Chorionzottenbiopsie und Amniozentese, ebenfalls Teil der Routine, die zum Ultraschall-Screening im ersten Schwangerschaftsdrittel gehörte.

Seit September 2009 gibt es einen neuen, überarbeiteten Mutterpass mit zahlreichen Änderungen und Ergänzungen, wie zum Beispiel einer Beratung der Schwangeren zur Ernährung, zum HIV-Antikörpertest und zur Zahngesundheit. Geändert wurden auch »spezifische Inhalte der Ultraschalluntersuchung«, wie es, nahezu diskret, in der Presseerklärung des Beschlussgremiums heißt.[27] Gemeint ist mit den »spezifischen Inhalten« vor allem die Löschung des Begriffs »dorsonuchales Ödem«.

Hinter dieser Änderung verbirgt sich eine heftige Auseinandersetzung darüber, ob routinemäßig gezielt nach Anzeichen für Chromosomenabweichungen gesucht werden darf, ohne die Schwangere vorher über die möglichen Konsequenzen aufzuklären.

Dieser Streit um das sogenannte Ersttrimester-Screening spielte eine ganz besondere Rolle beim Gesetzgebungsverfahren zum Gendiagnostikgesetz. In einer Stellungnahme der Bundesärztekammer zur geplanten Änderung des Mutterpasses wird in diesem Zusammenhang eingeräumt, dass der Begriff Ersttrimester-Screening »durchaus irreführend« sei und leider manchmal als »harmlose Ultraschalluntersuchung« bagatellisiert werde, obwohl gerade die nicht-genetischen vorgeburtlichen Untersuchungen zu erheblichen Konfliktsituationen führten.

Bei Ärzten, welche die Vorsorgeuntersuchungen durchführen und im Mutterpass eintragen, könne die spezielle Nennung »dorsonuchales Ödem« durchaus den Eindruck erweckt haben, der Ultraschall am Ende des ersten Trimesters beziehe sich routinemäßig auch auf die gezielte Beurteilung der fetalen Nackenregion. Und das mögliche Missverständnis wäre deshalb naheliegend, die sogenannte Nackentransparenzmessung sei obligatorisch. Sei ein übliches Verfahren nach den Mutterschaftsrichtlinien, um eine Wahrscheinlichkeit für das Vorliegen eines Down-Syndroms abzuleiten. Die Bundesärztekammer betont, dass eine konsequente Regelung der Gesamtproblematik dringend geboten sei, regt allerdings vorsorglich an, dies nicht zum Gegenstand des geplanten Gendiagnostikgesetzes zu machen.[28]

Dieses Gesetz über genetische Untersuchungen beim Menschen ist inzwischen in Kraft getreten – am 1. Februar 2010. Es soll bei gendiagnostischen Tests das informationelle Selbstbestimmungsrecht von Personen stärken sowie vor Missbrauch der hier erlangten Ergebnisse schützen.[29] Das Gendiagnostikgesetz war eins der letzten Gesetzgebungsprojekte der Großen Koalition. Nach einer Vorgeschichte, die mindestens bis ins Jahr 2001 zurückreicht, sowie begleitenden internationalen und interdisziplinären Diskussionen wurde es nach mehreren Entwürfen am Ende im parteiübergreifenden Konsens verabschiedet.

Wie für alle in diesem Gesetz geregelten genetischen Untersuchungen zu medizinischen Zwecken gilt auch für die vorgeburtliche genetische Diagnostik, dass sie nur vorgenommen werden darf, »wenn die betroffene Person in die Untersuchung und die Gewinnung der dafür erforderlichen genetischen Probe ausdrücklich und schriftlich gegenüber der verantwortlichen ärztlichen Person eingewilligt hat«.[30]

Vor einer vorgeburtlichen genetischen Untersuchung muss außerdem eine genetische Beratung der Schwangeren erfolgen, »soweit diese nicht im Einzelfall, nach vorheriger schriftlicher Information über die Beratungsinhalte, auf die genetische Beratung schriftlich verzichtet«.

Außerdem heißt es in § 10 des Gendiagnostikgesetzes: »Der betroffenen Person ist nach der Beratung eine angemessene Bedenkzeit bis zur Untersuchung einzuräumen.«[31]

Genaue Fristen für die Bedenkzeit sind im Gesetz nicht benannt, aber als wichtige Ergänzung kommt hinzu:

Die genetische Beratung erfolgt in allgemein verständlicher Form und ergebnisoffen. Sie umfasst insbesondere die eingehende Erörterung der möglichen medizinischen, psychischen und sozialen Fragen im Zusammenhang mit einer Vornahme oder Nichtvornahme der genetischen Untersuchung und ihren vorliegenden oder möglichen Untersuchungsergebnissen sowie der Möglichkeiten zur Unterstützung bei physischen und psychischen Belastungen der betroffenen Person durch die Untersuchung und ihr Ergebnis.[32]

Die Gesetzeslage ist damit also klar: Die Schwangere muss vor der vorgeburtlichen genetischen Untersuchung schriftlich zustimmen. Zuvor muss sie zu »möglichen medizinischen, psychischen und sozialen Fragen« beraten und über ihre Rechte auf Unterstützung aufgeklärt werden.

Es mag überraschen: Obwohl beim Ersttrimester-Screening kein genetisches Material entnommen wird, gilt auch hier das Gendiagnostikgesetz. Nicht nur für Fruchtwasseruntersuchung oder Chorionzottenbiopsie. Jede Pränataldiagnostik einschließlich der nicht-invasiven Suchtests wird vom Gendiagnostikgesetz erfasst. Der keineswegs harmlose Ultraschall am Ende des ersten Trimesters, der darauf abzielt, Ungeborene mit Chromosomenabweichungen durch Nackentransparenzmessung und ergänzende Bluttests bei der Mutter herauszufiltern, zählt nach Paragraph 3 des Gendiagnostikgesetzes ausdrücklich zu den genetischen Untersuchungen.

Denn genau dieser Ultraschall ist eine außerordentlich entscheidende Maßnahme in der Pränataldiagnostik. Sozusagen eine Vorstufe der genetischen Diagnostik. Und sie kann in eine Indikation zu einem Schwangerschaftsabbruch einmünden, mit allen daraus gegebenenfalls entstehenden Konsequenzen.

In den Auseinandersetzungen, die zur Streichung des Begriffs »dorsonuchales Ödem« im Mutterpass geführt haben, regte die Bundesärztekammer an, zum besseren Verständnis der neuen Regelungen ausdrücklich klarzustellen, dass das Ersttrimester-Screening »kein Inhalt der Vorsorgeuntersuchungen nach den Mutterschaftsrichtlinien ist«.[33]

Das ist insofern von Bedeutung, als nach der Neufassung des Mutterpasses nicht ohne Weiteres eine Nackentransparenzmessung auf Krankenschein durchgeführt werden kann, sondern ein zusätzlicher Ultraschall nötig ist. Dieser muss von der Schwangeren im Rahmen des Ersttrimester-Screening als individuelle Gesundheitsleistung (IGeL), also privat, bezahlt werden.

Das gilt jedoch nicht für Risikoschwangerschaften. Wenn eine reguläre Vorsorgeuntersuchung, auch bei einer jüngeren Frau, einen auffälligen Befund ergibt, werden von den Krankenkassen die Kosten für pränataldiagnostische Folgeuntersuchungen durch Ultraschall und Gendiagnose ebenfalls übernommen. Wenn also bei der regulären Ultraschalluntersuchung zwischen der neunten und zwölften Woche mögliche Hinweise auf eine Erkrankung oder Schädigung des Kindes entdeckt werden – Auffälligkeiten, vielleicht schwere Entwicklungsstörungen oder kindliche Fehlbildungen, vielleicht aber auch eine vergrößerte Nackentransparenz, ein Nackenödem – ja, dann muss die Schwangere entscheiden, ob sie weitere Untersuchungen im Rahmen der Pränataldiagnostik in Anspruch nehmen will.

Das klingt vielleicht verwirrend. Und das ist es auch. Denn genau an dieser Stelle verschwimmen die Grenzen zwischen regulärer Schwangerenvorsorge und Pränataldiagnostik. Der eine Arzt sagt, wir können uns die Befunde schließlich nicht aussuchen, und ein anderer behauptet, dass zwar die Laboruntersuchungen der mütterlichen Blutwerte beim Ersttrimester-Screening privat zu zahlen sind, aber es sei nirgends definiert, dass es eine weiterführende Ultraschalldiagnostik am Ende des ersten Trimesters nicht als Kassenleistung geben soll. Es sei denn, sie würde als isolierte Nackentransparenzmessung zur Abschätzung des Risikos für Chromosomenanomalien angeboten.[34] Also alles nur eine Frage der Definition, wenn man davon ausgeht, dass es keine Nicht-Risiko-Schwangerschaft gibt.

Eine klare Abgrenzung von normaler Schwangerenvorsorge und pränataler Diagnostik im Sinne von Fehlbildungssuche hält auch der Leiter eines großen deutschen Perinatalzentrums wegen der Überschneidung von Schwangerenvorsorge, Ultraschalldiagnostik und pränataler Diagnostik für nicht möglich und nicht sinnvoll. Die Pränataldiagnostik ist nach seiner Einschätzung daher auch nicht mehr von einer sorgfältigen Schwangerenbetreuung abzukoppeln.[35]

»Pränataldiagnostik beginnt mit dem ersten Ultraschall in der zehnten bis zwölften Woche, wenn die Umrisse des Fetus und eventuell auch Auffälligkeiten wie eine verdickte Nackenfalte erkennbar sind«, schreibt auch die Frauenärztin und Psychotherapeutin Claudia Schumann. Sie kennt die Veränderungen in der gynäkologischen Praxis durch die Pränataldiagnostik aus ihrer eigenen Betreuung von Schwangeren:

Wenn die Frau vorher informiert sein und eine Bedenkzeit haben soll, um sich zusammen mit dem Partner entscheiden zu können, muss die Aufklärung über Pränataldiagnostik schon in der achten/neunten Woche stattfinden. Da weiß die Frau gerade von ihrer Schwangerschaft, sie schwankt vielleicht noch zwischen Freude und Sorge, sie kämpft mit Müdigkeit und Übelkeit. Sie will wissen, wann das Kind kommen wird, was sie beachten muss und was sie essen darf, und wann es der Arbeitgeber erfahren muss.[36]

Die Aufklärung über die Risiken der Pränataldiagnostik müsste also im Grunde viel früher stattfinden und nicht erst während der sensiblen Zeit der Schwangerschaft. Es ist sinnvoll, sich darüber Gedanken zu machen, solange man noch nicht betroffen ist. Wie bei der öffentlichen Diskussion um Patientenverfügung, Organspende, Sterbehilfe oder auch Präimplantationsdiagnostik. Zukünftige Eltern sollten sich rechtzeitig informieren, damit sie nicht unvorbereitet und zum denkbar ungünstigsten Zeitpunkt lebenswichtige Entscheidungen treffen müssen.

Klaus war an meiner Seite, als ich am nächsten Tag zum ersten Mal unser Kind in Großaufnahme sah. Sah, wie es sich in meinem Bauch bewegte. Meine Gynäkologin hatte nach der Basisdiagnostik sofort einen Termin bei einem Kollegen gemacht. Er sollte ihren Ultraschallbefund *Nackenödem* überprüfen, da er über besondere Kenntnisse und Erfahrungen in der Ultraschalldiagnostik verfügte. Ein korrekter Ablauf nach den Qualitätskriterien der Deutschen Gesellschaft für Ultraschall in der Medizin (DEGUM).[37]

Ein großer Flachbildmonitor hing von der Decke des Untersuchungszimmers in der mir fremden Praxis. Keine zwei Meter vom Untersuchungsstuhl entfernt, auf dem ich lag. Der Gynäkologe zeigte am Bildschirm auf die Schwellung unter der Nackenhaut unseres Kindes und wies auch auf andere Körperstellen, an denen er Ödeme diagnostiziert hatte.

Was ich staunend auf dem Riesenbildschirm vor mir sah, war jedoch etwas ganz anderes. Ein perfektes Kind! Ich starrte auf den Monitor und sah Leons kleines Gesichtchen und seinen kleinen Körper. Er sah aus wie ein Neugeborenes! Zum Greifen nah! Ich konnte gar nicht wegsehen, und vor allem konnte ich nicht zuhören bei dem, was der Arzt sagte. Ich sah nur mein Kind und spürte die Hand meines Mannes, der meine ganz fest hielt.

Klaus bestätigte mir später, er habe wie ich die Ungeduld des Arztes gespürt beim anschließenden Beratungsgespräch neben dem Untersuchungsstuhl. Der Gynäkologe war ärgerlich geworden, als ich zögerte, sofort einer Chorionzottenbiopsie zur

Gendiagnostik zuzustimmen. Und hatte gedroht, dann müsse er sich absichern. Brauche unsere schriftliche Bestätigung, dass er uns darüber aufgeklärt habe, wie schwerwiegend der Befund sei. Erst jetzt weiß ich, er fürchtete unser Kind als Schaden. Einen Schaden, für den er aufkommen müsste, wenn wir ihn später vielleicht auf Unterhalt verklagen sollten.

∽

Seitdem man vorgeburtlich die kindlichen Chromosomen untersuchen kann, ist es für Ärzte aus haftungsrechtlichen Gründen immer die sicherste Lösung, möglichst viel Diagnostik zu veranlassen. Noch zwischen 1970 und 1973 gab es lediglich einhunderteinundsiebzig Fruchtwasseruntersuchungen. Im Jahr 1976 wurde die Amniozentese als Kassenleistung zugelassen und etwa eintausendachthundert Mal durchgeführt.

Im Jahr 2000 war diese Zahl auf etwa siebzigtausend angestiegen.[38] Aus einem begrenzten Angebot für Familien mit besonderem genetischem Risiko war ein Standardangebot an alle Frauen im Rahmen der allgemeinen Schwangerenvorsorge geworden. In den allermeisten Fällen wurde die Untersuchung auf Empfehlung von Ärzten und Ärztinnen durchgeführt. Aus Sicht der Mediziner ist das vielleicht sogar verständlich. Denn die Beweislast dafür, ob eine Frau sich nach umfassender Beratung für Pränataldiagnostik und einen möglichen Abbruch der Schwangerschaft entschieden hätte, liegt nach gängiger Rechtsprechung beim Arzt.

Wenn schwangere Frauen nicht über die Möglichkeiten zur Früherkennung von Schädigungen aufgeklärt werden, so kann dies einen rechtlichen Anspruch der Eltern auf Ersatz von Unterhaltsaufwendungen begründen. Die Kenntnis einer Missbildung des Kindes hätte ja gegebenenfalls den Wunsch der Mutter auf einen Abbruch gerechtfertigt.

Schon die Störung der Lebensplanung von Eltern, die bei richtiger Aufklärung eine Abtreibung gewollt hätten, kann vor Gericht zu Klagen auf Schadensersatz gegen den Arzt führen. Der Arzt hat dann möglicherweise den gesamten Unterhaltsbedarf für das mit körperlichen oder geistigen Behinderungen geborene Kind zu ersetzen. Schadensersatz, um den Eltern zumindest die finanzielle Belastung abzunehmen. Durch ein Kind, das deshalb unerwünscht ist, weil es nicht gesund ist.

Schon in den achtziger Jahren wurden vor bundesdeutschen Gerichten Schadensersatzprozesse wegen unerwünschter oder nicht verhinderter behinderter Kinder angestrengt. Deshalb ist es, wie der Rechtsanwalt Oliver Tolmein feststellt, auch kein Ausrutscher eines Arztes, das Leben mit Behinderung möglichst furchterregend und als unerträgliche Belastung zu schildern.

Nach rechtskräftigem Urteil des Oberlandesgerichts Düsseldorf von 1989, das einen Arzt zu Schadensersatz verurteilte, müssen Ärzte unmissverständlich klarmachen, »dass das Risiko auch die Entwicklung eines schwerstgeschädigten Kindes beinhalte und dass die Geburt eines so geschädigten Kindes erfahrungsgemäß zu unerträglichen und furchtbaren Belastungen führe, vielfach verbunden mit der Notwendigkeit lebenslanger Pflege und Betreuung des genetisch beschädigten Menschen. Diese Auswirkungen sind dem medizinischen Laien regelmäßig nicht bekannt, auch wenn er den Begriff ›Mongolismus‹ mit einer Schädigung der Leibesfrucht in Verbindung bringt. Der Arzt verstößt deshalb gegen seine vertragliche Beratungspflicht, wenn er die Unterrichtung der Patientin in Bezug auf das eigentliche Risiko auf die Mitteilung der schlagwortartigen Begriffe ›Mongolismus‹ oder ›mongoloides Kind‹ reduziert.«[39]

»Mongolismus« oder »mongoloides Kind« sind veraltete Bezeichnungen für das Down-Syndrom, die schon seit den sechziger Jahren als diskriminierend und beleidigend gelten. Es mag erstaunen, dass ein Arzt einer Patientin in den achtziger

Jahren mit diesen Begriffen überhaupt noch etwas klarmachen will.

Doch eine solche Rechtslage bewirkt natürlich, dass die Angst vor Haftung viele Ärzte immer wieder dazu verleitet, Schwangere übertrieben zu verunsichern und großzügige Abbruchsempfehlungen auszusprechen. Was dann paradoxerweise als Ausdruck ärztlicher Sorgfaltspflicht interpretiert wird. Bei strenger juristischer Bewertung dürfte dieses Verhalten aber wahrscheinlich auch nicht ganz unproblematisch sein.

Der Gynäkologe wollte sich also rechtlich absichern. Doch in meiner Verfassung war ich nicht in der Lage, mich mit den Motiven des Arztes auseinanderzusetzen oder sie überhaupt zu durchschauen. Ich fühlte mich bedrängt. Hatte den Eindruck, ich sollte gegen meinen Wunsch einer Chorionzottenentnahme zustimmen.

Eine Flut von Gefühlen und Gedanken raste durch meinen Kopf. Warum kann der Arzt nicht verstehen, dass ich ihn nicht in meinen Bauch stechen lassen möchte? Er könnte mein Kind verletzen, es kommt doch auch zu Fehlgeburten bei diesen Untersuchungen! Ich will nicht, dass meinem Kind etwas passiert! Und selbst wenn Leon vielleicht nicht ganz gesund ist, warum sollte ich sein Leben riskieren?

Man weiß im Einzelnen nicht immer so genau, warum, und man weiß nie, wen es treffen wird, aber bis zu drei von hundert Frauen haben nach invasiver Diagnostik eine Fehlgeburt. Für die Chorionzottenbiopsie spricht der ehemalige Direktor der Universitätsfrauenklinik München-Großhadern Hermann Hepp sogar von zwei bis vier Prozent.[40] Im Klartext: Gesunde Kinder sterben, um die behinderten herauszufiltern. Und gelten medizinisch dann nur noch als Abortmaterial, wie man dem *Deutschen Ärzteblatt* entnehmen kann:

Die genaue Ermittlung eines Kausalzusammenhangs zwischen Eingriff und Abort ist im Einzelfall – auch durch morphologische Untersuchung des Abortmaterials – nur selten möglich, jedoch unabhängig von der Entnahmetechnik (transzervikal und transabdominal)≤ 3%.[41]

Von den ärztlichen Erläuterungen des Befundes hatte Klaus vor allem eins verstanden: dass auch meine Gesundheit gefährdet sei. Eventuell sogar mit lebensbedrohlichen Folgen, die ein Austragen eines kranken Kindes für mich haben könnte.

Heute weiß ich, lebensbedrohliche Folgen für die Mutter sind ein entscheidender Teil der rechtlichen Voraussetzung dafür, dass eine Abtreibung auch nach der zwölften Woche noch erlaubt ist. Denn Strafverbot besteht nur dann, wenn eine Gefahr für das Leben oder die Gefahr einer schwerwiegenden Beeinträchtigung des körperlichen und seelischen Gesundheitszustandes der Schwangeren vorliegt, und wenn wiederum diese Gefahr nicht anders abgewendet werden kann.

Eindringlich begründete der Arzt Klaus und mir gegenüber seine Empfehlung auf genetische Abklärung des Ultraschallbefunds. Ich fühlte mich bedrängt. Und vollkommen ratlos.

Im Brief des Arztes, den er an meine Gynäkologin schickte, ist unter anderem Folgendes dokumentiert:

Geburtstermin rechnerisch: 24.12.98
Gestationsalter: 13 Wochen + 0 Tage
Diagnose: Generalisiertes Ödem, Nackenödem.
Weiteres Vorgehen: Ausschluss Parvovirusinfektion, danach
genetische Abklärung.
Patientin wünscht heute noch keine Genetik, möchte erst nächste
Woche darüber entscheiden. Sie wurde darüber aufgeklärt, dass mit
hoher Wahrscheinlichkeit eine genetische Erkrankung vorliegt.

Ich klammerte mich an einen Strohhalm. Setzte in meiner Verzweiflung auf den kleinsten Hoffnungsschimmer. Vielleicht könnte die Ursache für die Ödeme ja etwas ganz anderes sein. Hatte er das nicht selbst eingeräumt? Eine Parvovirusinfektion, mit Bluttransfusionen behandelbare Ringelröteln. Das war doch noch nicht ausgeschlossen.

Ich war entsetzlich durcheinander und wusste nur, ich brauche Zeit.

∾

Ringelröteln sind nicht zu verwechseln mit Röteln. Sie sind eine bekannte Kinderkrankheit und werden in der Regel genau wie Windpocken durch Tröpfcheninfektion verbreitet. Infizierte Erwachsene bleiben oft ohne Krankheitsanzeichen. Doch gerade von Schwangeren muss die Infektion sehr ernst genommen werden.

Da das Virus vor allem Kinder im Vorschulalter befällt, sind hauptsächlich Schwangere gefährdet, die viel Kontakt mit Kindern in diesem Alter haben. Kindergärtnerinnen zum Beispiel. Oder auch Frauen mit mehreren Kindern in ihrem häuslichen Umfeld. Zu den besonderen Risikogruppen zählen Frauen, die während der ersten Hälfte der Schwangerschaft dem Virus ausgesetzt sind, denn beim ungeborenen Kind kann dies lebensbedrohliche Erkrankungen auslösen.

Bei jeder zehnten Schwangeren, die sich mit Ringelröteln angesteckt hat, kommt es auch zu einer Infektion des Ungeborenen. Schwangere, die Kontakt zu Kindern mit Ringelröteln haben, sollten deshalb unabhängig von Krankheitsanzeichen auf Antikörper untersucht werden. Bei einer Infektion der Mutter wird dann mit Hilfe von Ultraschalluntersuchungen die Entwicklung des Kindes genau kontrolliert, um rechtzeitig krankhafte Einlagerungen von Flüssigkeit, genannt *Hydrops fetalis*, im Gewebe des ungeborenen Kindes zu erkennen.

Unbehandelt führen diese häufig zur Fehlgeburt. Nur bei etwa einem Drittel der Fälle gehen die Symptome von selbst zurück. Treten Schwellungen am Körper des Kindes auf, kann eventuell beim Kind in der Gebärmutter durch Nabelschnurpunktion eine Bluttransfusion durchgeführt werden. Eine solche Bluttransfusion ist jedoch risikoreich, denn Eingriffe dieser Art beinhalten immer die Gefahr einer Fehlgeburt. Andererseits gibt es keine wirksamen Medikamente gegen das Parvovirus.[42]

Eine invasive Therapie im Mutterleib ist sehr selten. Und sie wird nur angeboten, wenn Überlebens- und Entwicklungschancen des ungeborenen Kindes verbessert werden können – nicht allerdings bei genetischen Schäden.

Der erschütternde Verdacht durch den Ultraschall hatte mich völlig unvorbereitet getroffen. Ich fühlte mich elend und hatte mich in unsere Wohnung verkrochen, lag meistens im Bett, unfähig, einen klaren Gedanken zu fassen.

Am Freitagabend rief ich verzweifelt im Labor an. Ein extrem unangenehmes, zähes Telefonat, bei dem ich schließlich geradezu um Auskunft bettelte. Wie ich erfuhr, konnten in meinem Blut keine Antikörper gegen Ringelröteln nachgewiesen werden.

Diese Information verstieß zwar gegen die Regeln, denn eigentlich waren nur der Arzt oder die Ärztin berechtigt, mir die Ergebnisse mitzuteilen. Aber ich konnte den Gedanken nicht ertragen, die Ungewissheit das ganze Wochenende über aushalten zu müssen, und lockte schließlich den Laborbefund heraus.

Damit hatte sich die Hoffnung zerschlagen, dass die Ödeme durch eine Parvovirusinfektion hervorgerufen wurden und unser Kind mit Bluttransfusionen zu heilen war. Ich war entsetzt.

Aber selbst wenn Leon behindert sein sollte, dann kann ich doch jetzt nicht so tun, als sei er nicht mein Kind! Soll ich sein Leben infrage stellen, weil er vielleicht nicht gesund ist? Das ist unmenschlich, das kann ich nicht!

Es war heiß in der Stadt, darum hatten Freunde vorgeschlagen, dass wir das Wochenende bei ihnen auf dem Land verbringen. Ich folgte der Einladung, als sei dies ein möglicher Fluchtweg. Ohne zu wissen, warum. Erst als wir am Samstagmorgen die Außenbezirke der Stadt hinter uns gelassen hatten, fühlte ich mich etwas leichter. Hier könnte es gehen, sagte ich zu Klaus. Auf dem Land kann man auch mit einem behinderten Kind leben.

Die meisten kinderlosen Frauen leben in der Stadt. Das ist eine statistische Tatsache.[43] Ich war seit meinem Studium in Städten zu Haus, hatte schon als Schülerin oft das Gefühl, auf dem Dorf ginge das Leben an mir vorbei. Ländliche Idylle suchte ich normalerweise nur in der Freizeit. Zum Wandern oder unter südlicher Sonne im Urlaub. Jetzt sah ich die Welt hier mit anderen Augen.

Die Stadt war für mich der Ort, wo ich meinen Beruf ausübte, ein Ort mit komplexen Verhaltensmustern, mit Konkurrenz und dem Anspruch, optimal zu funktionieren. Das könnte ich mir und meinem Kind auf dem Land ersparen. Und dazu wäre ich dann auch nicht mehr fähig, wenn mein Kind mich mehr als andere, gesunde Kinder brauchte.

Jenseits der hektischen, oft überspannten Anforderungen der Großstadt könnten wir auf dem Land einfach nur sein. Leben, so wie Menschen schon immer gelebt haben, in Familien, wo die Alten und Kranken dazugehören, in denen jeder seinen Platz hat, und wo das einfache Leben manchmal auch das gute Leben ist. Klaus hörte mir zu, und ich spürte, er war traurig und skeptisch.

Es ist vielleicht schwer, aber nicht unmöglich, redete ich auf ihn ein. Ich habe erlebt, was Menschen leisten können. In meinem Elternhaus sind die Großeltern gepflegt worden, als es ans Sterben ging. Und die Ehebetten meiner Eltern wurden aus dem Schlafzimmer im ersten Stock heruntergeholt und im Wohnzimmer aufgebaut, als mein Vater aufgrund seiner Krebserkrankung zu schwach wurde, tagsüber das Bett zu verlassen. Als er im Sterben lag, hat meine Tante uns liebevoll bekocht und den Tisch immer wieder wie eine Festtagstafel gedeckt. Um uns auf ihre Weise zu unterstützen und zu stärken. Der Hausarzt wohnte in der Nachbarschaft und kam, wann immer wir ihn brauchten, während die Familie sich bei den Nachtwachen abwechselte. Bis mein Vater starb.

Ich versuchte, Klaus von meinen Überlegungen zu überzeugen und mir gleichzeitig mit meinen Erinnerungen Mut zu machen. Manche Menschen können sich so etwas vielleicht nicht vorstellen. Haben den Tod, und so lange wie möglich auch jeden Gedanken an Krankheit, aus ihrem Leben verbannt. Und zeigen nicht viel Einfühlungsvermögen, wenn andere davon betroffen sind. »Trägst du immer noch schwarz?«, hatte mich drei Tage nach der Beisetzung meines Vaters ein Kollege gefragt, als ich wieder am Arbeitsplatz erschien. Ich hätte ihm am liebsten eine geknallt.

Zum ersten Mal seit dem verhängnisvollen Ultraschall glaubte ich jetzt, einen möglichen Ausweg zu erkennen. Ich würde meinen Beruf aufgeben und mein Leben ändern. Es war Sommeranfang, der längste Tag, die kürzeste Nacht des Jahres. Stundenlang blickte ich vom Liegestuhl aus auf den Bach, der durch das Grundstück der Freunde plätscherte. Klaus saß schweigend neben mir.

Ich steckte tief in der größten Krise meines Lebens und suchte nach einer Lösung. Meine Gefühle waren inzwischen auf einer Spur, die nicht ganz abwegig schien.

In einer empirischen Studie zum Thema Pränataldiagnostik und Angst vor einem behinderten Kind stellte Monika Willenbrink 1999 fest, dass viele Frauen und Paare die Vorstellung haben, mit einem behinderten Kind völlig abgeschnitten zu sein von ihrem bisherigen Leben. In ihrer Vorstellung wäre ein solches Kind ein Verhängnis, das sie völlig überfordern und überwältigen würde. Und sie fürchten, dieses Kind gar nicht lieben zu können.[44]

Diese Ängste, so die Studie, beruhen nicht auf realen Erfahrungen, sondern dahinter verbergen sich allgemeine Sorgen und

Bilder, die in unserer Gesellschaft oft mit Schwangerschaft und Elternsein verbunden sind. Angst davor, Beruf und Familie nicht vereinbaren zu können. Den Anforderungen als Eltern nicht zu genügen. Aus dem Freundeskreis herauszufallen. Die Partnerschaft zu belasten. Und Ähnliches.

Die körperlichen, emotionalen und sozialen Veränderungen, die mit jeder Schwangerschaft einhergehen, werden also wie mit einem Brennspiegel auf die eine Frage gerichtet: Ist mein Kind behindert? Und an die Pränataldiagnostik wird dann die unbewusste Erwartung geknüpft, durch diese Untersuchungen sicherer zu werden, dass das Elternsein gelingen kann. Eine technologische Bewältigungsstrategie für einen emotionalen, einen psychosozialen Konflikt.

Weder meine Familie noch Freunde fanden Worte, die ich als hilfreich annehmen konnte. Wie sollten sie auch. Ich war im Schockzustand und hatte mich in mich selbst zurückgezogen, tief verbunden mit meinem ungeborenen Kind. Du wirst das Richtige tun, sagten die einen. Versuche alles ganz schnell zu vergessen, die anderen.

Auch Klaus war von den eindringlichen Warnungen des Arztes nicht mehr abzubringen, dass unser Kind wahrscheinlich die Schwangerschaft nicht überleben oder schwerstbehindert zur Welt kommen würde. Und er glaubte an eine gesundheitliche Bedrohung für mich. Klaus machte sich inzwischen sogar mehr Sorgen um mich als um unser Kind.

Ich kann nicht erklären, warum ich nach dem Wochenende auf dem Land bereit war, der Punktion doch zuzustimmen. Dem Druck nachzugeben. Dem Arzt zu erlauben, mit einer Nadel durch meine Bauchdecke in die Gebärmutter zu stechen und eine Gewebeprobe aus der Plazenta nahe dem Nabelschnuransatz zu entnehmen. Genau dort, wo mein Kind sich nährte. *Chorionzottenbiopsie. Instrument: TA 17-19G Nadel,* steht im Bericht.

Vielleicht hoffte ich immer noch, dass die Ärzte sich getäuscht hatten, dass sie selbst zugeben müssten, dass alles nicht so schlimm war, wie sie mir einzureden versuchten. Wieder konnte ich mein Kind überlebensgroß auf dem Monitor sehen.

Ich spürte den knirschenden Schmerz des Einstichs und sah die Nadel neben dem Kind auf dem Flachbildschirm. Bis ich vor Entsetzen die Augen schloss. Tränen liefen mir übers Gesicht. Ich fühlte mich mutterseelenallein.

Ich hatte Klaus versichert, dass ich den Termin ohne ihn wahrnehmen könne. Jetzt wünschte ich, ich hätte es nicht getan. Schon im Wartezimmer konnte ich es kaum aushalten. So viele Frauen und Paare, schlechte Luft, zerfledderte Zeitschriften. Lange, quälende Wartezeit auch hier, trotz Terminvereinbarung. Mit Hochschwangeren in einem Raum. Frauen guter Hoffnung. In anderen Umständen als ich.

Im Befundbericht, den der Arzt an meine Gynäkologin schickte, steht:

Gestationsalter: 13 Wochen + 4 Tage.
Herzaktion positiv, Herzfrequenz 174 spm.
Fruchtwasser unauffällig.

Die Diagnose lautete jetzt:

Verdacht auf Chromosomendefekt bei Hydrops fetalis, Parvovirus
negativ. Weiteres Vorgehen: Entscheidung über das Procedere nach
Vorliegen der Genetik.

Innerhalb von vier Tagen war der Kopf unseres Kindes um zehn Prozent gewachsen. Gemessen wurde der Kopfdurchmesser von Schläfe zu Schläfe.
Biparietaler Durchmesser (BPD): 27,0 mm.

Der Arzt erklärte mir noch einmal, dass mein Kind nur geringe Überlebenschancen habe. Die Ödeme, durch die die Haut des Fötus deutlich vom Körper abgehoben sei, führten häufig zu Spontanaborten oder Totgeburten, sagte er.

Spontanabort, was für ein grässliches Wort. Besser geeignet als Bezeichnung für schmutzige öffentliche Toiletten.

War das schon das Todesurteil: Geringe Überlebenschancen? Warum hilft mir keiner? Ich hab doch mein Kind gerade noch gesehen. Es lebt!

Der Arzt weist mich an, mindestens eine halbe Stunde im Ruheraum der Praxis zu liegen, damit es nicht wegen des *pränataldiagnostisch-invasiven Eingriffs* zum *Spontanabort* kommt. Eine Sprechstundenhilfe führt mich hin und zieht den Vorhang neben meiner Pritsche zu: »Bleiben Sie ruhig liegen. Eine reine Vorsichtsmaßnahme.«

Kurz darauf wird eine schwangere Frau mit ihrem Partner direkt neben mir in die Bedienung eines Geräts eingewiesen. Nur der Vorhang schirmt mich ab.

»Ja, genau so«, sagt die Arzthelferin leise. »Es geht ganz einfach.«

Aufgeregt flüstert das Paar miteinander. Dann lauschen sie wieder. Und sehr deutlich sind jetzt die Herztöne ihres ungeborenen Kindes zu hören. Mit Hilfe eines Schallverstärkers.

Ich liege eingerollt wie ein Embryo auf der Pritsche und weine. Das Herz meines Kindes schlägt unhörbar leise.

D ie Befunde dienen Ihrer und Ihres Kindes Sicherheit«, heißt
es im Mutterpass. »Nutzen Sie die Ihnen gebotenen Möglichkeiten, um sich und Ihrem Kind Sicherheit zu verschaffen!
Lassen Sie sich helfen, wenn Sie Sorgen haben! Beraten Sie sich
mit Ihrem Arzt und befolgen Sie seine Ratschläge!« *Hinweise für
Schwangere* auf der ersten Seite des Mutterpasses.

Die Sicherheit meines Kindes war erheblich infrage gestellt,
seitdem die ersten Anzeichen für eine genetische Abweichung
im Ultraschall erkennbar geworden waren. Inzwischen ging es
für Leon um Leben und Tod.

Sicherheit für Sie und Ihr Kind. Genau das ist es, was werdende Eltern sich wünschen und was sie empfänglich macht
für die Angebote der Pränataldiagnostik. Und sie bemerken
meistens erst zu spät, dass es sich dabei tatsächlich ausschließlich um pränatale Diagnostik, nicht um pränatale Therapie
handelt.

Sicherheit für Sie und Ihr Kind, das klingt in meinen Ohren
seitdem wie ein Slogan aus der Werbebranche, und doch wird
landauf, landab die Pränataldiagnostik mit diesem Versprechen angepriesen. Selbst auf den Internetseiten des Deutschen
Referenzzentrums für Ethik in den Biowissenschaften (DRZE)
werden die invasiven Methoden der Pränataldiagnostik mit der
Gefahrenabwehr für Mutter und Kind begründet: »Die Verfahren dienen dazu, Risikoschwangerschaften, Risikogeburten und
Gesundheitsstörungen frühzeitig zu erkennen und somit Gefahren für Leben und Gesundheit von Mutter und Kind rechtzeitig
abzuwenden.«[45]

Erst in den Detailinformationen zu der Untersuchung, der ich mich unterzogen hatte, werden auch die Gefahren für das Kind deutlich benannt:

Bei der Chorionzottenbiopsie handelt es sich um die frühestmögliche Form der invasiven PND. Hierbei entnimmt der Arzt frühestens ab der neunten, in der Regel aber erst ab der elften Schwangerschaftswoche Gewebeteile aus dem Chorion (der kindliche Anteil der noch nicht voll entwickelten Plazenta), um eventuelle genetische Auffälligkeiten oder bestimmte Stoffwechselerkrankungen des Kindes erkennen zu können. Gewebeteile werden entweder gewonnen mit Hilfe einer Nadel, die durch die Bauchdecke der Mutter eingeführt wurde, oder durch das Einführen eines dünnen Kunststoffschlauchs über den Gebärmutterhals. Bei beiden Methoden wird zur Vermeidung einer Verletzung des Kindes seine Lage sowie die Lage von Nadel und Schlauch mittels Ultraschall bestimmt. Werden bei dieser Untersuchung Erkrankungen des Kindes diagnostiziert, so sind dies meist Krankheiten, zu denen es keine Therapie im Sinne einer ursächlichen Heilung gibt. Die Konsequenz aus einem solchen Krankheitsbefund ist daher entweder, dass die Eltern das Kind mit seinen diagnostizierten Eigenschaften annehmen, oder dass sie das Kind nach der Geburt zur Adoption freigeben beziehungsweise sich für einen Schwangerschaftsabbruch entscheiden. (…)
Die invasiven Verfahren der PND sind im Vergleich zu nicht-invasiven Verfahren zwar verlässlicher, aber auch deutlich risikoreicher. Denn während die nicht-invasiven Verfahren als weitestgehend ungefährlich eingestuft werden, weist der Nationale Ethikrat in seiner Stellungnahme »Genetische Diagnostik vor und während der Schwanger-

schaft« aus dem Jahr 2003 ausdrücklich auf die Gefahren von Infektionen, Blutungen und wehenartigen Schmerzen bei der Schwangeren und Verletzungsrisiken bei dem Ungeborenen hin, die mit der Durchführung von invasiven Pränataldiagnostikverfahren verbunden sind.

Die invasiven Verfahren der PND sind die risikoreichsten pränatalen Untersuchungsmethoden.[46]

Übrigens sind auf der DRZE-Internetseite mit den aktuellen bioethischen Themen zwar ein Dutzend Fragestellungen genannt, die heute innerhalb von Wissenschaft, Gesellschaft und Politik in Deutschland debattiert werden. Alphabetisch aufgelistet reicht hier die Palette von Biodiversität über Forschung mit humanen embryonalen Stammzellen, gentechnisch veränderten Lebensmitteln, Organtransplantation, Patientenverfügung und Sterbehilfe bis zu Tierversuchen in der Forschung. Auch ethische Aspekte der Präimplantationsdiagnostik an Embryonen, die außerhalb des Mutterleibs erzeugt wurden und vor dem Einsetzen in die Gebärmutter geprüft werden, sind hier erläutert. Die Pränataldiagnostik kommt beim Deutschen Referenzzentrum für Ethik in den Biowissenschaften (DRZE) allerdings als eigener Schwerpunkt nicht vor.

Soll das heißen, es gibt keine aktuellen medizin- und bioethischen Debatten zu diesem Thema? Pränataldiagnostik geht heute alle schwangeren Frauen an. Betroffen sind auch die Väter. Warum werden ihre Belange beim DRZE nicht stärker wahrgenommen? Immerhin ist das DRZE ein nationales Informations- und Dokumentationszentrum für den gesamten Bereich der Ethik in den biomedizinischen Wissenschaften in Deutschland und hat die Aufgabe, die normativen Grundlagen einer qualifizierten Urteilsbildung wissenschaftlich zu erarbeiten und in verschiedenen Formaten bereitzustellen. Es wurde in der Aufbauphase mit Bundesmitteln finanziert und bekommt weiterhin Forschungsgelder aus öffentlicher Hand. Wie kann hier Pränataldiagnostik zu einer Fußnote von Präimplantationsdiagnostik degradiert werden?

꒰

Ein Vorbefund aus dem Labor wurde schon am nächsten Tag per Fax an meine Gynäkologin geschickt. Der Chromosomensatz war männlich. Leon, nicht Lea. Im Bericht liest sich das so:

Untersuchungsmaterial: Chorionzotten
Karyotyp: 47, XY+21
Beurteilung: männlicher Chromosomensatz mit durchgehender freier
*   Trisomie 21 (Down-Syndrom)*
Ärztliches Gutachten: Die Analyse aus der Direktpräparation der Zot
*   ten ergab ausnahmslos Metaphasen mit einem zusätzlichen Chro*
*   mosom 21. Die Ergebnisse nach Langzeitkultur folgen, sind aber*
*   für die Bewertung ohne entscheidende Relevanz.*

Die Vermutung der Ärztin hatte sich bestätigt. Trisomie 21, Down-Syndrom. Ein Kind mit schwersten körperlichen und geistigen Behinderungen, erklärte sie mir. Mit erheblichen Organschäden. Ein Kind, das vielleicht als Erwachsener noch wie ein Baby gewickelt werden müsse. Das könne ich doch nicht wollen. Und wie alt ich dann schon sein würde. Und mich immer noch kümmern müsste.

Wieder fühlte ich mich unerträglich unter Druck gesetzt. Ich argumentierte verzweifelt, dass es doch Menschen gebe, die mit Down-Syndrom lebten. Mütter, die ihre Kinder so liebten, wie sie sind. Familien, die auch ihre kranken Angehörigen nicht im Stich ließen.

Ja, manchmal würde man erst nach der Geburt feststellen, dass ein Kind mit Down-Syndrom auf die Welt gekommen sei.

Und ja, die kleinen Mongölchen seien besonders sanft und liebenswert. Aber bei mir sei das anders, viel schlimmer, da die Probleme ja jetzt schon so deutlich sichtbar seien. Das habe ja schon der Ultraschall gezeigt.

Die Ärztin teilte die Einschätzung ihres Kollegen, dass der Fötus aufgrund der Ödeme kaum Überlebenschancen habe und mahnte zur Eile. Wenn es jetzt schnell gehe mit dem Abbruch, würde mir erspart bleiben, eine richtige Geburt ertragen zu müssen. Ich spürte, dass sie versuchte, mich mit dieser Aussicht zu beruhigen.

Es sei auch nicht ganz einfach, einen Termin in einer Klinik zu bekommen, denn die katholischen Krankenhäuser der Stadt stünden für Schwangerschaftsabbrüche nicht zur Verfügung. Und sie selbst sei übrigens ab nächster Woche in Urlaub.

Ich zitterte. Niemand, niemand machte mir Hoffnung, dass mein Kind eine Chance hätte. Ich hatte offensichtlich keine Wahl.

Als die Ärztin von ihrem Telefonat aus dem Nebenzimmer zurückkam, wirkte sie erleichtert. Sie hatte auf dem kurzen Dienstweg ein Bett in der Klinik für mich bekommen. Für den folgenden Montag. Ich fühlte mich ohnmächtig, und ich schämte mich. Ich hatte dem Abbruch zugestimmt.

Mit einem schlampig ausgefüllten Mutterpass, in dem nicht einmal meine Adresse stimmte, und mit einer Einweisung in die Klinik wurde ich fortgeschickt.

Verzweifelt versuchte ich gemeinsam mit Klaus, irgendwie zu begreifen, dass wir unser Kind wieder hergeben sollten. Dass wir uns einem schweren Schicksal beugen mussten. Und ich wünschte mir, halb verrückt vor Schmerz, dass die Seele unseres Kindes dem Abbruch zustimmen könnte.

Ich war wie gelähmt von den niederschmetternden Prognosen. Die Ärzte hatten mich einem Sturm ausgesetzt, in dem meine Gefühle und meine Handlungsfähigkeit erstarrt waren. Keiner hatte mir Informationen angeboten, die ich abwägen konnte und die Raum ließen für solch eine lebenswichtige Entscheidung. Eine Entscheidung, die wir treffen und mit der wir für den Rest unserer Tage leben mussten.

Was ist mit mir passiert damals, dass ich meinen Kopf nicht mehr gebrauchen konnte und meine Gefühle mir nicht halfen, Widerstand zu leisten? Auch Klaus war wie versteinert.

∾

Es gibt, wie ich inzwischen herausgefunden habe, ein Recht auf unterstützende, ergebnisoffene Beratung bei Schwangerschaftskonflikten. Und es wäre sicher hilfreich gewesen, spätestens jetzt mit einer neutralen Person zu sprechen. Einer Person, die sich mit den entsetzlichen Abgründen meiner Situation auskannte. Und die bereit und fähig gewesen wäre, zur Klärung und vielleicht auch zur Bewältigung beizutragen.

Aber ich wusste nichts davon. Wusste nicht, dass es einen Ort außerhalb der medizinischen Praxis gab, der mir in meiner Verzweiflung offengestanden hätte. Wo ich hätte Kraft schöpfen können, und wo ich ohne Druck vielleicht aus der Erstarrung herausgefunden hätte. Eine Erstarrung, in die ich durch die Diagnose, aber auch durch die Haltung der beiden Mediziner geraten war.

Natürlich hatte ich früher schon von der sogenannten *Beratungsregelung* gehört, allerdings nur im Hinblick auf den Abbruch einer ungewollten Schwangerschaft. Nach der aktuellen Gesetzeslage bleibt eine Abtreibung straflos, wenn die Schwangerschaft innerhalb von zwölf Wochen nach der Empfängnis von einem Arzt abgebrochen wird, weil die schwangere Frau den Abbruch verlangt. Allerdings muss sie dem Arzt gegenüber mit der Bescheinigung einer anerkannten Beratungsstelle nachweisen können, dass sie dort an einer Pflichtberatung teilgenommen hat. Siebenundneunzig Prozent aller Abtreibungen werden nach

Angaben des Statistischen Bundesamtes auf der Grundlage dieses Verfahrens durchgeführt.

In der Berichterstattung zu dieser Beratungsregelung wird meistens besonders herausgestellt, dass die gesetzlich vorgeschriebene Schwangerschaftskonfliktberatung mindestens drei Tage zurückliegen muss. Für die einen galt dies immer als unzulässige Bevormundung von Frauen. Für die anderen als Mindestanforderung zum Schutz des Ungeborenen. Als würden Frauen sonst auf die Schnelle abtreiben wollen.

Dass psychosoziale Beratungsstellen weit umfassendere Angebote machen, als nur der Beratungsregelung bei ungewollter Schwangerschaft Rechnung zu tragen, war mir nicht klar. Ich war ja auch nicht ungewollt schwanger. Und hatte den Ort der Beratungspflicht in meiner Not nicht als Schutzraum für mich und mein Kind erkannt.

Anscheinend haben weder meine Gynäkologin noch der Arzt, der die Chorionzottenbiopsie durchführte, meine Bestürzung und mein Zögern, ihrem medizinischen Rat zu folgen, ernst genommen. Jedenfalls sind sie beide nicht auf die Idee gekommen, mich auf mögliche Unterstützung durch Menschen in einer Beratungsstelle hinzuweisen. Auf die Chancen einfühlsamer Begleitung in dieser extrem schwierigen Lebenslage. Auf mein Recht, Zeit und Raum für die Suche nach einer Lösung zu bekommen. Selbst wenn es nach den Befunden der Ärzte nichts gab, was Leon hätte gesund machen können.

Es ist sicher illusorisch zu hoffen, im Alltag einer gynäkologischen Praxis angemessene seelische Unterstützung in einer solchen Krise zu erhalten, zumal unter den herrschenden zeitlichen und ökonomischen Zwängen im Medizinbetrieb. Darum verwundert es mich umso mehr, dass sogar im Berufsverband der Frauenärzte die Angebote psychosozialer Beratungsstellen wohl eher gering geschätzt werden.

»Wir Gynäkologen machen ja selbst psychosomatische Beratung, wir sind dafür ausgebildet«, betont der Vorsitzende des Berufsverbandes der Frauenärzte Klaus König in einem Interview zur Pränataldiagnostik. »Wir haben das in der Weiterbildungsordnung stehen. Für die Schwangerenbetreuung und auch um über den Fehlbildungsultraschall aufzuklären brauchen wir keine externen Beratungsstellen.« Und dann räumt er ein: »Sie können, wenn Sie sich das nicht zutrauen, natürlich jemand hinzuziehen, aber ob er oder sie das inhaltlich gut darstellen kann, ist eine andere Frage.«[47]

Es wäre demnach also ein Eingeständnis von Unfähigkeit, wenn ein Gynäkologe die Konfliktberatung an andere Fachkräfte delegiert. Und obendrein bezweifelt Klaus König sogar die zu erwartende Qualität einer solchen Beratung und damit die fachliche Kompetenz nicht-medizinischer Beratungskräfte.

Das scheint mir nicht die geeignete Haltung zu sein, um betroffene Paare von der Nützlichkeit psychosozialer Beratung überzeugen zu können. Es gibt zwar inzwischen eine gesetzlich noch deutlicher geregelte Beratungspflicht als früher, besonders bei auffälligem Befund nach Pränataldiagnostik – die seit dem 1. Januar 2010 geltende Neufassung des Schwangerschaftskonfliktgesetzes.[48] Wenn Mediziner allerdings nicht in der Lage sind, die eigenen Grenzen anzuerkennen und zu benennen, diese Tatsache möglicherweise sogar als Kränkung erleben, nützt wahrscheinlich auch ein Gesetz nicht viel, das Ärzte verpflichtet, auf den Rechtsanspruch der Schwangeren und ihres Partners auf weiterführende psychosoziale Beratung hinzuweisen. Wie soll eine Schwangere ihre Hemmungen oder Vorbehalte gegenüber Beratungsstellen überwinden, wenn der Arzt ihres Vertrauens schon eine abfällige Haltung einnimmt?

Das Recht, sich zu allen Fragen, die eine Schwangerschaft berühren, informieren und beraten zu lassen, bezieht sich ausdrücklich nicht nur auf die ganzheitliche Beratung durch Ärzte und Ärztinnen. Zwar sind diese im Falle der Diagnose, dass das Kind wahrscheinlich mit einer Erkrankung oder Behinderung zur Welt kommen wird, auch verpflichtet, die damit verbundenen medizinischen, psychischen und sozialen Fragen eingehend zu erörtern. Aber sie müssen Betroffene darüber hinaus über ihren umfassenden Beratungsanspruch informieren und sie gegebenenfalls an eine Beratungsstelle vermitteln.

Die persönliche Beratung in der Schwangerenberatungsstelle ist freiwillig und kostenlos, und sie steht werdenden Vätern ebenso wie Schwangeren zu. Um Ängste und Befürchtungen zu besprechen, Rechtsfragen zu klären und Wege aus einer Krisensituation zu finden. Die Beratungskräfte selbst sind zur Neutralität verpflichtet und stellen sich auf die spezifischen Bedürfnisse der Betroffenen ein. Niemand muss sich hier rechtfertigen oder wird zu irgendetwas gedrängt.

Das schon lange bestehende und bewährte psychosoziale Beratungsangebot noch besser bekannt zu machen – gerade auch zur Unterstützung bei auffälligen vorgeburtlichen Befunden – war ausdrückliches Ziel der am 1. Januar 2010 in Kraft getretenen Neuregelung des Schwangerschaftskonfliktgesetzes. Damit das Beratungsangebot in der Öffentlichkeit bekannter wird und die Betroffenen es stärker wahrnehmen, wäre mehr und bessere Aufklärung über den Rechtsanspruch auf Beratung nützlich. Vor allem aber ist eine vorurteilsfreiere Haltung von Medizinern vonnöten.

Zwar schreibt der Gesetzgeber vor, dass sich psychosoziale Beratung zusammen mit der ärztlichen Versorgung als selbstverständlicher und integrativer Bestandteil der Betreuung von Schwangeren im Kontext pränataler Diagnostik etablieren sollte. Doch eine deutschlandweite Erhebung bei Gynäkologen und Beratungskräften im ersten Quartal 2010 stellt fest, dass die Vermittlung schwangerer Frauen mit auffälligem Befund an psychosoziale Beratungsstellen zum Zeitpunkt der Erhebung immer noch keine gängige Praxis im medizinischen Alltag ist.

Zur Beratung von Schwangeren nach auffälligem Befund sollen dem Gesetz nach auch Ärztinnen oder Ärzte hinzugezogen werden, die mit der zu erwartenden Gesundheitsschädigung des Kindes Erfahrung haben. Interessanterweise funktioniert die interdisziplinäre Kooperation zwischen Gynäkologen und Humangenetikern hier gut, während andererseits Kinderärzte, die sich mit der diagnostizierten Störung auskennen, weniger häufig einbezogen werden.

So verwundert es nicht, wenn auch diese Erhebung bestätigt, dass Patientinnen immer wieder von dem Eindruck berichten, ihr Arzt würde ihnen noch vor der Beratung durch andere Disziplinen und Professionen einen Schwangerschaftsabbruch nahelegen oder ihren Wunsch nach Schwangerschaftsabbruch unhinterfragt unterstützen.[49]

Im Gesetzestext heißt es hingegen klar und deutlich: »Die Beratung erfolgt in allgemein verständlicher Form und ergebnisoffen.«

Sehr geehrte, liebe Patientin,

Sie sind in unsere Klinik gekommen, um sich wegen einer Krankheit behandeln zu lassen oder um Ihr Kind zur Welt zu bringen.

Ich danke Ihnen sehr für das Vertrauen, das Sie uns damit entgegenbringen und hoffe, dass dieses Vertrauen nicht enttäuscht wird. Sie können versichert sein, dass alle Mitarbeiter der Klinik, Ärzte, Pflegepersonal, Sekretärinnen, Versorgungsassistenten und Reinigungskräfte sich größte Mühe geben werden, Ihnen die bestmögliche medizinische und pflegerische Betreuung zu gewährleisten und damit den Aufenthalt für Sie so angenehm wie möglich zu gestalten.

Wir sind nicht perfekt und können sicherlich so manches noch verbessern. Bei dem Bemühen, unsere Arbeit im Interesse aller Patienten zu verändern, können Sie uns ganz wesentlich weiterhelfen, indem Sie uns mitteilen, wie Sie sich gefühlt haben und wie Sie mit unserer Leistung zufrieden waren. Für Beschwerden und Verbesserungsvorschläge sind wir genauso dankbar, wie für Lob und Anerkennung. Sollten Sie Kritik zu üben haben, so bitten wir Sie, dies offen und ohne Hemmungen zu tun, da wir gerne daraus lernen wollen.

Das Aufnahmepersonal hat Ihnen dieses Schreiben bei der Begrüßung überreicht. Sie können Ihre Bemerkungen auf der Rückseite schriftlich niederlegen.

Die schriftliche Begrüßung des klinischen Direktors und der Aufnahmeantrag sind jeweils eine Seite lang, die vom Verwaltungsdirektor unterzeichneten Allgemeinen Vertragsbedingungen ein gebundenes Heft mit sechzehn Seiten.

Die große Zahl unserer Patienten erfordert zwangsläufig von jedem Einzelnen ein besonderes Maß an Anpassungsfähigkeit. Wir bitten deshalb um Ihr Verständnis für die nachfolgenden Vertragsbedingungen, die Ihnen auch als Orientierungshilfe dienen sollen.

Eine Beschreibung dessen, was mich erwartete, gab es nicht. Ich kannte nur einige Begriffe, hatte vage Vorstellungen von Absaugmethode und Curettage. Freundinnen waren früher für Abtreibungen nach Holland gefahren. Wirklich darüber gesprochen hatten wir damals nicht. Und wenn, war es nie darum gegangen, dass sie ein Wunschkind verlieren. Sie waren nicht guter Hoffnung gewesen, sondern sie hofften, einem ungewollten Schicksal zu entgehen.

Als Journalistin hätte ich gewusst, wo und wie ich das Thema Schwangerschaftsabbruch recherchiere. Als Schwangere war mir das nicht möglich. Ich kam nicht einmal darauf. Zuhause hatte ich damals noch keinen Internetanschluss, und in die Redaktion war ich nach dem verhängnisvollen Ultraschall, der das Nackenödem gezeigt hatte, nicht mehr zurückgekehrt.

Heute würde ich mir sicher Informationen beschaffen zum Thema Trisomie 21. Nach Erfahrungsberichten von Eltern suchen. Nach Hilfsangeboten von Beratungsstellen. Nach jedem möglichen Hinweis greifen, an den ich mich klammern könnte. Unter dem Entscheidungsdruck der Ärzte war mir das damals gar nicht erst in den Sinn gekommen.

Im Aufnahmegespräch in der Frauenklinik wurde mir erklärt, dass der Abbruch der Schwangerschaft durch eine künstlich eingeleitete Geburt erfolgen würde. Es war die fünfzehnte Schwangerschaftswoche.

Da machen wir das hier nur so, hieß es.

Ich spürte meine Angst wachsen und fühlte mich von meiner Ärztin verraten. Das Einzige, womit sie mir angeboten hatte, diese hoch belastete Situation erträglicher zu machen, war der

Hinweis, mir würde eine Geburt erspart bleiben. Dieses Angebot hatte wohl doch seine Wirkung gehabt, hatte meine Bereitschaft gefördert, mich auf die eindringlichen Warnungen der Ärzte einzulassen. Ich wünschte mir so dringend Unterstützung, und genau an dieser Stelle hatte ich resigniert.

Mein innerer Widerstand war bei meinem letzten Besuch in der Praxis der Gynäkologin zusammengebrochen. Denn was ich unbewusst gehört hatte, war, dass ich alles nur noch schlimmer machte, wenn ich mit dem Abbruch noch länger zögerte. Als sei dies der einzige Ausweg aus dem unerträglichen Konflikt. Als sei alles einfacher, wenn man denn nur Einsicht zeige. Als sei mein Zögern das Problem.

Ich hatte gespürt, dass ich den Boden unter den Füßen verlor. Und versuchte verzweifelt zu funktionieren. Verantwortlich dafür bin allein ich.

Stumm begleitete Klaus mich auf die gynäkologische Station im fünften Stock des riesigen, hässlichen Klinikgebäudes. Während wir auf dem Flur darauf warten, dass mir ein Zimmer zugewiesen wird, huscht eine Schwester vorbei und flüstert mir zu, dass ich das Recht habe, mein Kind bestatten zu lassen. Offiziell sei das allerdings erst ab einem Geburtsgewicht von fünfhundert Gramm möglich.

»Setzen Sie sich durch!« Und weg ist sie.

Ich stehe auf dem Flur, verwirrt, sprachlos.

Ein düsterer kleiner Aufenthaltsraum mit ausgedörrten Blumentöpfen wird uns angeboten, damit wir uns setzen können. Nach endlos scheinender Wartezeit werden wir schließlich ein Stockwerk tiefer geschickt. Ich bekomme ein Einzelzimmer. Wie in Trance räume ich meine Sachen ein.

Haben wir alles besprochen? Was ist noch nicht gesagt?

Wenn mein Bruder mir nicht dringend geraten hätte, Klaus mit einzubeziehen, stünde ich jetzt allein hier. Am liebsten möchte ich ihm nichts von alledem zumuten. Will wenigstens ihn schützen vor dem Grauen. Mir kann sowieso keiner mehr helfen.

»Klaus ist der Vater, du darfst ihn nicht ausschließen!«, hatte mein Bruder gewarnt.

Wir umarmen uns schweigend.

Wieder werde ich zum Ultraschall geschickt. Eine letzte Überprüfung? Dieses Mal schallt ein junger Arzt der klinikeigenen Ultraschallabteilung. Auch er sieht Ödeme. Ich hingegen sehe, wie mein Kind seine perfekte kleine Hand mit gespreizten Fingern weit nach oben reckt, wie zum Gruß.

Das Bild lässt mich nicht mehr los, auch als der Arzt nach der Untersuchung mit mir spricht. Erst als er mir ein Formular zur Unterschrift vorlegt, wird meine Aufmerksamkeit durch eine merkwürdige Formulierung geweckt. Ich soll bestätigen, dass das Leben mit einem behinderten Kind für mich, unter Berücksichtigung meiner gegenwärtigen und zukünftigen Lebensverhältnisse, unzumutbar sei.

Was soll das heißen?

»Reine Formsache«, versucht er mich zu beruhigen.

Tief verstört verlasse ich die Ultraschallabteilung.

Nach Paragraph 218 des Strafgesetzbuches ist in Deutschland der Abbruch einer unerwünschten Schwangerschaft zwar rechtswidrig, bleibt aber bis zur zwölften Schwangerschaftswoche straffrei, wenn die Frau an einer Schwangerschaftskonfliktberatung teilgenommen hat. Hinzu kommt die gesetzliche Verpflichtung, nach der Beratung eine dreitägige Bedenkzeit einzuhalten.

Für die Abtreibung eines behinderten Kindes sieht die Rechtslage anders aus. Da bis zur Feststellung der Behinderung die zwölfte Schwangerschaftswoche normalerweise überschritten wird, ist die sogenannte Fristenlösung hier nicht anwendbar.

Gleichzeitig gibt es auch die sogenannte *embryopathische Indikation* nicht mehr. Sie wurde bei der 1995 vorgenommenen Änderung des Paragraphen 218 gestrichen.

Seitdem reicht es als Begründung für einen Schwangerschaftsabbruch nicht mehr aus, dass eine Fortsetzung der Schwangerschaft für die Frau unzumutbar sei, weil beim Kind voraussichtlich schwerwiegende gesundheitliche Schäden zu erwarten sind. Das Ziel dieser Gesetzesänderung war es, eine Diskriminierung von Behinderten im Gesetzestext zu vermeiden.

Ersetzt wurde die *embryopathische* durch die *medizinische Indikation,* die nicht mehr eine Erkrankung oder Behinderung des Kindes als Begründung für einen Schwangerschaftsabbruch heranzieht, sondern die akute Gefährdung für Leib und Leben der Mutter.

Kritiker weisen darauf hin, dass es sich bei der Abschaffung der embryopatischen Indikation um eine Mogelpackung handelt, um gesetzgeberische Verhüllungskunst.[50] Denn faktisch hat sich an der Praxis nichts geändert. Bereits eine leichte Fehlbildung berechtigt heute zu einem Abbruch, wenn die Schwangere dies für eine unzumutbare Belastung hält. Die offizielle Begründung muss allerdings sein, dass die Fortsetzung der Schwangerschaft und die Geburt des Kindes Gefahren für Leben oder Gesundheit der Mutter mit sich bringen.

Nach Paragraph 218a, Absatz 2 des Strafgesetzbuchs bleibt ein Schwangerschaftsabbruch auch nach der zwölften Schwangerschaftswoche straffrei für die Schwangere und den Arzt, »wenn der Abbruch unter Berücksichtigung der gegenwärtigen und zukünftigen Lebensverhältnisse der Schwangeren nach ärztlicher Erkenntnis angezeigt ist, um eine Gefahr für das Leben oder die Gefahr einer schwerwiegenden Beeinträchtigung des körperlichen oder seelischen Gesundheitszustandes der Schwangeren abzuwenden, und die Gefahr nicht auf andere für sie zumutbare Weise abgewendet werden kann«.

Dann nämlich liegt seit der Gesetzesänderung eine medizinische Indikation vor, und der Schwangerschaftsabbruch ist als die geeignete medizinische Maßnahme angezeigt und gerechtfertigt. Eine enorme Erweiterung der einst nur für medizinische Notlagen gedachten Indikation, die die unbedingte Erhaltung des Lebens der Mutter ermöglichen sollte, notfalls auch auf Kosten des Kindes, wenn dies unvermeidlich war.

Der Schwangerschaftsabbruch nach Pränataldiagnostik wird damit rechtlich umgedeutet als eine akute Notfallsituation aufgrund einer Gefährdung der Mutter. In diesen Fällen besteht sogar keinerlei zeitliche Begrenzung für den Abbruch, das heißt die Abtreibung ist bis zum errechneten Geburtstermin erlaubt, genauer gesagt, bis zum Beginn der Eröffnungswehen.

Da es sich um einen Notfall handelt, gibt es auch keine verbindliche Schwangerschaftskonfliktberatung, wenngleich die Neufassung des Schwangerschaftskonfliktgesetzes dem Arzt seit 2010 zumindest vorschreibt, betroffenen Eltern mehr Beratungsangebote zur Verfügung zu stellen.

Die sogenannte embryopathische Indikation gibt es also seit 1995 nicht mehr. Doch dies hat Kindern mit Fehlbildungen keineswegs mehr Schutz gebracht, denn die embryopathische Indikation wurde gewissermaßen in der medizinischen Indikation versteckt. So heißt es zum entsprechenden Suchbegriff beim Deutschen Referenzzentrum für Ethik in den Biowissenschaften auch schlicht:

Wenn nach Durchführung einer Pränataldiagnostik das Vorliegen einer Chromosomenanomalie oder einer Fehlbildung des Kindes im Mutterleib diagnostiziert wurde, dann gilt dies in Deutschland als medizinische Indikation für einen straffreien Schwangerschaftsabbruch nach §218a des Strafgesetzbuches (StGB).[51]

Die Intentionen, die mit der Abschaffung der embryopathischen Indikation verbunden waren, sind letztlich ins Leere gelaufen, denn es bleibt dem Arzt überlassen, die zu erwartende Behinderung des Kindes wie eine lebensbedrohliche Erkrankung der Schwangeren zu behandeln. Bis 2010 sogar mit dem Nebeneffekt, dass von einer Beratungspflicht – wie sonst bei Abtreibungen üblich – abgesehen wurde.

In Bezug auf die Beratungserfordernisse bestand für ein Kind im Mutterleib bis dahin also mehr Schutz vor einem Schwangerschaftsabbruch, wenn es erwartungsgemäß gesund, aber unerwünscht, als wenn es voraussichtlich behindert war. Der Gedanke an eine, wenn auch wohl unbeabsichtigte, pränatale Diskriminierung behinderter Menschen liege hier nicht fern, sagt der Humangenetiker Wolfram Henn in einem Beitrag zu Pränataldiagnostik.[52]

Während sich bei manchen vorgeburtlichen Untersuchungen auch Befunde mit therapeutischen Möglichkeiten und Konsequenzen ergeben können, erfolgt gerade das Ersttrimester-Screening nahezu ausschließlich mit der Begründung, Ungeborene mit Chromosomenabweichungen – vor allem solche mit Trisomie 21 – herauszufiltern. Darum heißt es meistens auch einfach *Down-Syndrom-Screening*.

Hildburg Wegener vom *Netzwerk gegen Selektion durch Pränataldiagnostik* kritisiert das Angebot des Frühscreenings daher auch als niedrigschwelligen Eintritt in eine flächendeckende selektive Diagnostik.[53] Selektion von Behinderten, bevor sie zur Welt kommen.

Dass Klaus und ich nicht umfassend beraten wurden, war auch damals schon – wie ich heute weiß – ein unzulässiges Versäumnis der mich behandelnden Ärzte. Denn ergebnisoffene, nichtdirektive Beratung von Schwangeren forderte schon 1998 die Erklärung der Bundesärztekammer zum Schwangerschaftsabbruch nach Pränataldiagnostik:

Die Schwangere kann eine Entscheidung darüber, ob sie einen Schwangerschaftsabbruch in Erwägung zieht, nur dann in verantwortungsvoller Weise treffen, wenn sie umfassend aufgeklärt und beraten worden ist. Ärzte haben ohne eingehendes Gespräch mit der Schwangeren keine Grundlage für die Indikationsstellung. Die Beratungen müssen ergebnisoffen und nichtdirektiv erfolgen. Die Teilnahme des Vaters an der Beratung ist wünschenswert. Folgende Aspekte sind zunächst Gegenstand der Beratungsgespräche mit Ärzten entsprechender Fachgebiete:

- Erläuterung des Befundes,
- die Art der Erkrankung, Entwicklungsstörung oder Anlageträgerschaft für eine Erkrankung,
- die möglichen Ursachen der Erkrankung, Entwicklungsstörung oder Anlageträgerschaft für eine Erkrankung,
- das zu erwartende klinische Bild mit dem Spektrum der Manifestationsformen und möglichen Schweregrade,
- die therapeutischen Möglichkeiten,
- die möglichen Folgen der Erkrankung, Entwicklungsstörung oder Anlageträgerschaft des Kindes für eine Erkrankung, für das Leben der Schwangeren und ihrer Familie,
- das Erleben und die Einschätzung der Erkrankung, Entwicklungsstörung oder Anlageträgerschaft für eine Erkrankung durch andere betroffene Personen,
- medizinische, psychosoziale und finanzielle Hilfsangebote,
- die Möglichkeiten der Vorbereitung auf das Leben mit dem kranken/behinderten Kind, auch im Hinblick auf das soziale Umfeld,
- das Angebot der Vermittlung von Kontaktpersonen,

Selbsthilfegruppen und anderen unterstützenden
Stellen,

- die etwaige Erwägung des Abbruchs der Schwangerschaft, wenn der beratende Arzt den Eindruck hat,
  dass die Voraussetzungen der medizinischen Indikation nach § 218a Abs. 2 StGB gegeben sind.

Erwägt oder wünscht die Schwangere den Abbruch der
Schwangerschaft, sind folgende Aspekte Gegenstand weiterer Beratungsgespräche:

- die formalen und rechtlichen Voraussetzungen
  eines Schwangerschaftsabbruchs mit der Aufklärung
  darüber, dass Gegenstand der Indikation nicht die
  Erkrankung, Entwicklungsstörung oder Anlageträgerschaft des Ungeborenen für eine Erkrankung
  ist, sondern ausschließlich die Unzumutbarkeit für
  die Schwangere, die für sie entstehende Gefahr einer
  Beeinträchtigung ihres körperlichen oder seelischen
  Gesundheitszustandes auf andere Weise abzuwenden
  als durch einen Schwangerschaftsabbruch,
- Art und Schwere der drohenden gesundheitlichen
  Gefährdung der Schwangeren,
- medizinische, psychosoziale und finanzielle Hilfsangebote, die es der Schwangeren ermöglichen
  können, die gesundheitliche Gefährdung auf andere
  Weise abzuwenden als durch einen Schwangerschaftsabbruch,
- die verschiedenen Methoden des Schwangerschaftsabbruchs und ihre jeweiligen Risiken,
- die möglichen psychischen Folgeprobleme und ihre
  Behandlungsmöglichkeit,
- die Einhaltung einer angemessenen Bedenkzeit
  zwischen Beratungen und Schwangerschaftsabbruch,

- bei fortgeschrittener Schwangerschaft die Möglichkeit der Geburt eines lebenden und lebensfähigen Kindes mit der ärztlichen Pflicht, das Kind zu behandeln, sowie den durch den frühen Geburtszeitpunkt bedingten zusätzlichen gesundheitlichen Risiken für das Kind,
- die Möglichkeit psychosozialer Betreuung nach einem Schwangerschaftsabbruch,
- die gesetzlichen Regelungen bei Lebend- und Totgeburt.

Bei Bedarf sollen Ärzte oder Berater spezieller Fachgebiete hinzugezogen werden. Die beratenden Ärzte haben die Gespräche zu dokumentieren. Mindestens zwei der beratenden Ärzte haben die Indikation einvernehmlich zu bescheinigen. Eine angemessene Bedenkzeit zwischen den Beratungen nach gesicherter Diagnose einer fetalen Erkrankung, Entwicklungsstörung oder Anlageträgerschaft für eine Erkrankung und einem Schwangerschaftsabbruch hat sich als sinnvoll und für die zu treffende Entscheidung wie für die seelische Verarbeitung durch die Schwangere und ihren Partner als notwendig herausgestellt. Da sich die Indikation zum Schwangerschaftsabbruch nach Pränataldiagnostik meist auf die Beeinträchtigung der seelischen Gesundheit der Schwangeren bezieht und die Schwangere nach den Beratungen Zeit benötigt, um ihre Entscheidung sorgfältig zu bedenken, ist die Einhaltung einer solchen Bedenkzeit in der Regel erforderlich.[54]

Sollte ich etwa die Hinweise auf medizinische, psychosoziale und finanzielle Hilfsangebote überhört haben, die es mir hätten ermöglichen können, eine gesundheitliche Gefährdung auf andere Weise abzuwenden als durch einen Schwangerschaftsabbruch? Sollte ich etwa Hinweise auf die möglichen psychischen Folgeprobleme und ihre Behandlungsmöglichkeiten überhört haben? Sollte ich etwa das Angebot der Vermittlung von Kontaktpersonen, Selbsthilfegruppen und anderen unterstützenden Stellen überhört haben?

Falls ich all das überhört habe, als die Ärzte mit mir sprachen, würde das wohl auf einen noch größeren Ausnahmezustand hindeuten als denjenigen, in dem ich mich nach meiner eigenen Einschätzung damals befand.

Die Stationsärztin, die mich in der Frauenklinik behandelt, ist jung, blond und hübsch. Und sehr sachlich. AiP. Ärztin im Praktikum. Mit einem kalten Metallinstrument hat sie in ihrem Behandlungsraum Vaginaltabletten in meine Scheide eingeführt und diese zur künstlichen Einleitung der Geburt vor dem Muttermund platziert. *Cergem Vaginal Tabletten,* wie ich Jahre später im Bericht an meine Gynäkologin lese. Prostaglandine. Wehen auslösende Medikamente.

Die junge Ärztin scheint zuversichtlich zu sein, dass in wenigen Stunden alles vorüber ist. Bei den meisten Patientinnen sei das so. Es könne aber auch länger dauern. Ich liege in meinem Krankenbett und versuche, ruhig zu bleiben. Es ist helllichter Tag, und ich liege im Bett. Ich bin nicht krank und ich muss mich nicht ausruhen. Ich warte. Warte auf das Schlimmste, was mir im Leben je passiert ist.

Für die Ärzte der Klinik stellt sich unsere Begegnung offenbar völlig anders dar, als ich sie erlebe. Jedenfalls wurde später im Bericht an meine Gynäkologin festgehalten:

Die Patientin kam zur stationären Aufnahme mit einer Trisomie 21 in der 15. SSW, die außerhalb sowohl durch Ultraschall, als auch durch die Zottenanalyse gesichert worden war. Auch in unserer Ultraschall-Abteilung konnte die Diagnose eines Feten mit generalisiertem Hautödem bestätigt werden. Daraufhin wurde mit der Patientin die Schwangerschaftsunterbrechung ausführlich diskutiert. Am 29.6. begannen wir dann auf dringlichen Wunsch der Patientin die Schwangerschaftsunterbrechung.

Auf dringlichen Wunsch? Ausführlich diskutiert? Mein Name steht im Bericht. War ich wirklich dabei?

Und wie ist es möglich, dass Mediziner von einer Schwangerschaftsunterbrechung sprechen? Hier wurde nichts unterbrochen, was später fortgesetzt werden konnte. Der Tod eines Ungeborenen ist keine Unterbrechung.

Aber vielleicht wird an diesem Euphemismus deutlich, wie weit die Verdrängung geht. Wie groß der Tabubruch tatsächlich ist, wenn Ärzte töten. Sprachliche Verschleierung des Unaussprechlichen, das sich dahinter verbirgt.

Klaus kam am nächsten Tag ohne Blumen in die Klinik. Irgendwie konnte ich das verstehen, denn es gab weder ein freudiges Ereignis zu feiern, noch wären Genesungswünsche angebracht gewesen. Selbst der klinische Direktor hatte in seinem Begrüßungsschreiben nur an zwei Alternativen gedacht.

Sie sind in unsere Klinik gekommen, um sich wegen einer Krankheit behandeln zu lassen oder um Ihr Kind zur Welt zu bringen.

Eine Abtreibung hatte hier wahrscheinlich eher den Status des Ambulanten. Spätestens am nächsten Tag war man wieder zuhause. Vorbei. Vergessen. Tabu.

Da bei mir jedoch auch am zweiten Tag noch nichts passiert war, die Tabletten noch keine Wehen ausgelöst hatten, legte die junge Ärztin Medikamente in meiner Scheide nach. Die Verzögerung des Ergebnisses nahm sie anscheinend sportlich.

»Heute klappt's bestimmt«, sagte sie munter.

Ich war bedrückt und hätte etwas mehr Verständnis gut gebrauchen können. Aber sie machte ja auch nur ihren Job.

War sie wirklich so kalt, wie sie sich gab, oder schützte sie sich damit vor ihren eigenen Gefühlen, die sie sonst nicht gut ertragen hätte? Machte sie diese Arbeit gern? Schon routiniert, trotz ihrer wenigen Berufsjahre? Oder spornte sie sich mit ihrer sportiven Haltung selbst an? Unterdrückte sie jede Emotion, um die beruflichen Belastungen nicht unnötig zu erhöhen?

Ich musste an einen Streit denken, den ich Jahre zuvor mit einem Freund gehabt hatte, der als Anästhesist in einer Klinik arbeitete. Er äußerte sich damals abfällig über schwer verletzte Motorradfahrer und über Frauen, die zur Abtreibung in die Klinik kamen. Denn er war davon überzeugt, dass viele dieser Fälle, mit denen er im Klinikalltag zu tun hatte, das Ergebnis von Dummheit und Leichtsinn waren. Erst am Ende unseres Streits und meiner Empörung über seine Einstellung konnte ich erkennen, was sich vermutlich hinter seiner Vorwurfshaltung verbarg. Das menschlich oft Unzumutbare seines Berufs. Die Not, die auch ärztliches Personal immer wieder erlebt, wenn schwere Krankheit, Leid und Tod unabwendbar werden. Wenn Ängste und Verzweiflung nicht mehr mit medizinischen Mitteln zu bewältigen sind.

Klaus hatte mir Bücher und klassische Musik mitgebracht. Ich hatte ihn am Telefon darum gebeten, weil ich mir Trost davon versprach. Und er brachte mir Grapefruitsaft. Ich spürte, er wollte alles richtig machen. Wollte gut für mich sorgen. Und konnte doch nur abwarten, genau wie ich. Er sah müde und unglücklich aus.

Klaus hatte sich zu mir aufs Bett gelegt und hielt mich liebevoll im Arm, als die Stationsschwester hereinkam. Meinen Kopf auf seiner Schulter, hatte ich mich an ihn geschmiegt. Jetzt schreckten wir beide hoch. Vielleicht war ein Mann auf dem Bett schon gegen die hier herrschenden Regeln. Regeln, um sicherzustellen, dass alles reibungslos klappt.

Die große Zahl unserer Patienten erfordert zwangsläufig von jedem Einzelnen ein besonderes Maß an Anpassungsfähigkeit.

Die Schwester ging leise wieder hinaus. Diskret zeigte sie Verständnis. Ohne Worte.

Draußen regnete es schon seit Stunden. Aus meinem Fenster im vierten Stock konnte ich nicht einmal Bäume sehen. Nur graue Waschbetonplatten. Kieselsteine auf einem hässlichen Flachdach. Und ringsum Kliniktrakte. Eine große Krankenfabrik. Dienstleistung am Fließband.

Ich wusste, auch Klaus war vollkommen durcheinander und versuchte, mir zuliebe zu funktionieren, blieb länger als er ertragen konnte, wollte mich unterstützen, und zählte die Stunden, die er im Krankenhaus verbrachte, um sich zu vergewissern, dass er irgendetwas beitrug zur Linderung meiner Not.

✴

Der Direktor der Klinik und Poliklinik für Frauenheilkunde und Geburtshilfe der Universität zu Köln, Peter Mallmann, wird in einer großen deutschen Tageszeitung mit der Aussage zitiert, dass Pränataldiagnostik »gesundheitsökonomisch notwendig zur Kostenreduktion im Gesundheitswesen« sei und dass das Gesundheitswesen ohne Pränataldiagnostik zusammenbräche.[55]

Wie stolz die Kölner auf ihre Erfolgsquoten in der Pränataldiagnostik sind, wurde auf einer Ultraschalltagung 2001 in Erfurt deutlich. Der damalige Leiter des Bereichs Pränatalmedizin und gynäkologische Sonographie der Klinik, Rainer Bald, hielt in Erfurt einen Vortrag zum Thema Nackentransparenz.[56]

Es ging unter anderem um Berechnungsmodelle und Computerprogramme, die beim Ersttrimester-Screening zum Einsatz kommen. Und schon im Grußwort zur Tagung wurden die Themen Ersttrimester-Screening, ärztliche Haftung und Honorare in den Mittelpunkt gestellt:

Im Rahmen unserer pränatalen sonographischen Diag-
nostik werden wir immer mehr gefordert. Es nehmen die
Haftungsprozesse zu, aber nicht die Honorierung unserer
Leistungen.

Aufgrund der möglichen juristischen Fallstricke eines
späten Schwangerschaftsabbruchs wird der zeitliche
Rahmen der Entscheidungsfindung für oder gegen das
Austragen einer Schwangerschaft beim Nachweis einer
schweren Fehlbildung immer enger.

Bietet das Ersttrimester-Screening eine Alternative,
und wo liegen die Grenzen?[57]

Die Präsentationsfolien des Vortrags von Rainer Bald zur
Nackentransparenzmessung sind sehr aufschlussreich. In einer
Karikatur stellt ein mittelalterlicher Höfling seinem König
einen Abakus vor, eine Rechenmaschine aus Holzperlen für
Kinder. Bunte Holzperlen, die man hin- und herschieben kann.
Am Holzrahmen aufgehängt ist ein graues Nagetier an seinem
Mauseschwanz. Der zur Folie 110 gehörende Text stellt die Ver-
bindung zum Tagungsinhalt her: »Die neueste Rechnergenera-
tion, sechzehn Farben, auf Festplatte montiert, inklusive Maus«.

Danach erst erscheint die inhaltlich relevante Information,
eine Statistik. Von dreitausend untersuchten Frauen über fünfunddreißig im Bereich Köln und Bonn waren im Untersuchungs-
zeitraum nur fünf Fälle von Trisomie 21 unerkannt geblieben.
Fünf von dreitausend. Und eine der fünf Frauen, deren Kind
schon beim Ultraschall auffällig war, hatte die üblicherweise folgende genetische Untersuchung abgelehnt. Sonst wären es lediglich vier unerkannte Fälle von Down-Syndrom bei dreitausend
Schwangeren gewesen.

Zitiert wird zudem Fachliteratur mit der Aussage, dass nur
eins von drei Kindern erkennbare Anomalien im Mutterleib
aufweise. Der Triumph angesichts des Erfolgs der Kölner ist

unverkennbar. Unter der Überschrift »Gefahr erkannt – Gefahr gebannt« zeigt die nächste Folie das blutige Sägeblatt einer Kreissäge, beklebt mit einem Heftpflaster.

Ein ernstes Thema und seine launige didaktische Umsetzung. Ob der Vortragende angesichts der Folien selbst gelacht hat, ist nicht überliefert.

Hat eigentlich schon einmal jemand ausgerechnet, wie der flächendeckende Einsatz von Pränataldiagnostik gesundheitsökonomisch zu Buche schlägt?

Erster Juli, der dritte Tag in der Klinik. Mozart begleitet mich durch schwere Stunden. Das Klarinettenkonzert hilft mir zu glauben, mein Leben sei eingebettet in etwas Größeres. Leon und ich halten verzweifelt aneinander fest. Um uns herum ein übermächtiges System, dem ich mich ausgeliefert fühle.

Zur künstlichen Einleitung der Geburt schwört die Ärztin im Praktikum jetzt auf *Prepidil Gel,* das sie statt der normalerweise schon Wehen auslösenden Tabletten eingeführt hat.

»Keine Sorge, bald ist es so weit«, sagt sie nüchtern. Sie ist sich ihres Erfolges sicher, auch wenn ich ihr noch so bedrückt sage, dass ich mich nicht darauf freue.

Heute habe ich Leon zum ersten Mal in meinem Leib gespürt. Ich war am späten Vormittag endlich wieder eingeschlafen, bewusst bemüht darum, der quälenden Warterei zu entfliehen. Als ich aufwachte, lag ich eingerollt auf meiner rechten Seite und spürte eine unbekannte Verhärtung links oben im Bauch. Wie ein handgroßes Ei. Mir kam es vor, als habe mein Kind sich, während ich schlief, so weit wie möglich vom vergifteten Muttermund entfernt.

»Bitte«, flehte ich die Schwester an, »ich halte das nicht mehr aus. Gibt es hier niemanden, mit dem ich sprechen kann?«

»Soll ich Ihnen einen Seelsorger schicken?«

»Keinen Pastor. Gibt es keinen psychosozialen Dienst, jemanden, der therapeutisch ausgebildet ist?«

»Ich werde sehen, was sich machen lässt«, versprach sie. Und hielt meine Hand. Ein paar Minuten. Ließ mich weinen. Saß neben meinem Bett und hielt meine Hand.

»Ich weiß, wie Sie fühlen, ich bin genauso alt wie Sie«, sagte sie leise.

Eine menschliche Geste. Ich war ihr so dankbar.

Am späten Nachmittag klopfte es an der Tür und eine ältere Frau steckte verschmitzt lächelnd zunächst nur den Kopf und eine Schulter herein. Sie vergewisserte sich erst einmal, ob ich die Frau bin, zu der man sie gerufen hatte. Dann kam sie näher und setzte sich am Fußende an mein Bett.

»Ich habe Ihnen etwas mitgebracht«, lächelte sie weiter, und reichte mir ein Foto. »Sieht er nicht aus wie ein kleiner Buddha?«

Ich schaute auf das Bild und sah einen Jugendlichen im Schneidersitz auf einer Matte. Sein Körper war kräftig und das Gesicht wirkte etwas aufgeschwemmt.

»Das ist mein Patenkind«, lächelte die Frau. »Er hat Down-Syndrom.«

Ich zuckte zusammen.

»Lassen Sie sich nicht unter Druck setzen«, lächelte sie. »Sie kennen doch sicher die deutsche Geschichte. Euthanasie, sagt Ihnen das etwas?«

Ich gab ihr wortlos ihr Bild zurück. Fünf Jahre lang hatte ich Geschichtsfilme über den Nationalsozialismus redaktionell betreut, wusste von den NS-Euthanasie-Verbrechen und kannte Nazi-Propagandafilme zum Thema Rassenhygiene, erbkranker Nachwuchs, unwertes Leben. Ich kannte die Archivaufnahmen von Ärzten, die Kopfgrößen als vermeintliche Rassemerkmale messen. Nannte man das damals auch schon biparietaler Durchmesser? Wie kam diese Frau darauf, dass es das war, was ich von ihr brauchte? Ich war sprachlos. Und hätte sie gern einfach fortgeschickt.

Am Abend kam sie noch einmal kurz vorbei. Mit drei Telefonnummern von Selbsthilfevereinen sowie zwei Buchtiteln, auf losen Blättern notiert. Und einer selbstgebastelten Karte mit einem handgeschriebenen Gedicht.

Wiegenlied
Singet leise, leise, leise,
singt ein flüsternd Wiegenlied,
von dem Monde lernt die Weise,
der so still am Himmel zieht.
Singt ein Lied, so süß gelinde
wie die Quellen auf den Kieseln,
wie die Bienen um die Linde
summen, murmeln, flüstern, rieseln.

CLEMENS BRENTANO

Unbesehen legte ich alles in meine Nachttischschublade, als sie ging. Ob sie das farbenfrohe abstrakte Aquarell vorn auf der Karte zusammen mit ihrem Patenkind gemalt hat, habe ich nicht mehr erfahren. Ich war froh, als sie weg war. Von ihr konnte ich nichts mehr annehmen.

Sie hatte mich nicht einmal gefragt, warum sie kommen sollte. Was sie für mich tun könne. Hatte selbst entschieden. Vielleicht nach Aktenlage. Oder nach Informationen der Krankenschwester. Auf ihrer Visitenkarte stand *Psychosoziales Krebsnachsorge-Zentrum*. Ich hoffe, dass sie dort einfühlsamer mit Patienten umging, verzweifelten Patienten, die Hilfe brauchten.

Genau wie die Ärzte hatte sie ein Bild im Kopf davon, was für mich richtig sei. Anstatt mich dabei zu unterstützen, das für mich Richtige zu ergründen. Oder mich beim Ertragen des Unabwendbaren zu stärken. Aber wahrscheinlich ging es den Ärzten und ihr ja auch gar nicht um mich. Ich war ein Fall und Leon eine pränatale Diagnose.

Und vielleicht hatte sie sogar recht mit ihrem Hinweis auf Euthanasie. Leons Leben war aufgrund einer Chromosomen-abweichung als unwert erachtet worden. Und jetzt wurde alles dafür getan, sein Leben so schnell wie möglich zu beenden. Im Rahmen der gesetzlichen Vorschriften.

Ich wachte auf und hatte wieder das Gefühl, Leon sei in meinem Bauch so weit wie möglich nach oben gerutscht. Diesmal lag ich auf der linken Seite und spürte das handgroße Ei rechts oben, knapp unterhalb meines Bauchnabels. Traurig streichelte ich meinen Bauch dort, wo er sich verhärtet hatte.

Seit morgens war ich mit einem Infusionsgerät verkabelt. Durch eine mit Heftpflaster gesicherte Kanüle im Handrücken floss jetzt ein weiteres Wehen förderndes Mittel in meinen Körper. *Nalador Infusion*. Wenn es heute nicht zur »Ausstoßung der Frucht« kam, wie es später blumig im Bericht heißt, sollte die Behandlung am nächsten Tag vorübergehend ausgesetzt werden.

Ich kannte einen Therapeuten, und in meiner Not beschloss ich, ihn anzurufen. In seiner Praxis war er nicht, darum versuchte ich es bei ihm zuhause, denn seine Frau kannte ich auch. Zunächst verwirrte sie mein hilfloses Gestammel am Telefon.

»Ich kann nicht mehr! Seit vier Tagen versuchen sie hier, die Geburt einzuleiten!«

»Die wie vielte Woche?«

»Fast die sechzehnte!«

»Aber da ist das Kind doch noch gar nicht lebensfähig«, sagte sie entsetzt.

Erst jetzt fiel mir wieder ein, dass sie selbst inzwischen hochschwanger sein musste mit ihrem dritten Kind. Ihren ältesten Sohn hatte ich einmal als Baby herumgetragen, als er müde und quengelig wurde. Ich bat sie dringend, ihrem Mann meine Telefonnummer zu geben.

»Ich kann mein Kind nicht loslassen«, weinte ich ins Telefon, als er sich endlich meldete.

Er hatte nicht viel Zeit, rief in einer Pause vom Managertraining aus Süddeutschland an.

»Du solltest das jetzt nicht psychologisieren. Damit machst du es dir nur noch schwerer«, riet er. »Ich rufe dich wieder an, wenn ich zurück bin.«

Er meinte es sicher gut, aber ich hatte keine Ahnung, was er mir damit sagen wollte. Und was ich jetzt machen konnte. Was sollte ich nur tun?

Vielleicht einfach aufstehen und gehen.

∼

Vor Kurzem stieß ich auf einen Artikel mit dem Titel »Gesundheitsökonomische Aspekte des Down-Syndrom-Screenings«, veröffentlicht 2008 in einer gynäkologischen Fachzeitschrift. Die Verfasser kommen zu dem Ergebnis, dass es unter wirtschaftlichen Gesichtspunkten sinnvoll wäre, allen Schwangeren das Ersttrimester-Screening auf Krankenschein anzubieten. Letztendlich würde dies zu geringeren Kosten führen.[58]

Zur Erinnerung: Das Ersttrimester-Screening zielt darauf ab, Ungeborene mit Chromosomenabweichungen zu ermitteln durch Nackentransparenzmessung beim Ultraschall und durch ergänzende Bluttests. Das Screening findet in der Zeit zwischen der elften und der vierzehnten Schwangerschaftswoche statt und muss bislang in den gynäkologischen Praxen privat bezahlt werden als sogenannte individuelle Gesundheitsleistung (IGeL). Dies ist nicht zuletzt eine zusätzliche Einnahmequelle für die behandelnden Ärzte und Ärztinnen.

Detailliert werden in dem Artikel die Kosten für unterschiedliche Testverfahren analysiert, die Hinweise auf Trisomie 21 geben sollen. Einem Verfahren wird schließlich der Vorzug gegeben, sowohl was die Treffsicherheit der Testergebnisse angeht als auch hinsichtlich der niedrigeren Kosten für das Verfahren.

Bei genauerem Hinsehen wird jedoch klar: Einer der Autoren der Veröffentlichung ist gleichzeitig Anbieter dieses Verfahrens. Sein Institut verfügt über eine spezielle Software zur Wahrscheinlichkeitsberechnung, um das individuelle Risiko für ein Vorliegen von Trisomie 21 abzuschätzen.

So macht man Werbung für ein Produkt. Und zwar für ein anderes Produkt als das des Marktführers *Fetal Medicine Foundation*. In der Hoffnung auf einen möglichst großen Anteil vom Kuchen, bei flächendeckender Anwendung.

Beim Ersttrimester-Screening geht es um viel Geld. Mit einem Screening aller Schwangeren könnten bis zu siebenhunderttausend Kundinnen pro Jahr erreicht werden. Für Hildburg Wegener, Sprecherin des Netzwerks gegen Selektion durch Pränataldiagnostik, stehen hinter dem Angebot des Frühscreenings daher auch nicht zuletzt ökonomische Interessen von Ärzten und Ärztinnen, Labors, Ultraschallgeräteherstellern und Softwarefirmen.[59]

Die Fetal Medicine Foundation (FMF) ist ein privater Verein, in dem sich Pränatalmediziner, Humangenetiker, Softwarehersteller, Laborinhaber und Industrie zusammengeschlossen haben. Er wurde 1996 von einem Pionier der Nackentransparenzmessung, Kypros Nicolaides, in Großbritannien gegründet.

Die FMF zertifiziert weltweit Labors für die Auswertung der Bluttests, bietet Fortbildungen und Zertifizierungsverfahren für Ärzte und Ärztinnen an und organisiert die Werbung für das Frühscreening. Die Sponsorenliste für Veranstaltungen der Fetal Medicine Foundation ist aufschlussreich – zum Beispiel für den FMF Weltkongress 2010 auf Rhodos, 2011 auf Malta und 2012 auf Kos, dem Geburtsort von Hippokrates.[60] Inzwischen arbeiten von der FMF zertifizierte Ärzte in über fünfzig Ländern der Welt. So werden Märkte geschaffen, produziert, erzeugt. Und dann bedient.

Seit 2002 gibt es eine eigene Fetal Medicine Foundation Deutschland. Ihr Ziel war von Anfang an die schnellstmögliche Etablierung, Organisation und Qualitätsüberprüfung eines standardisierten, flächendeckenden Ersttrimester-Screenings von Schwangeren. Geworben hat die FMF-Deutschland für diese Untersuchung mit einer Pressekampagne quer durch die deutsche Medienlandschaft. Wobei weder die *Bäckerblume* noch die *Glücksrevue* ausgelassen wurden, um schwangere Frauen zu erreichen.[61]

Die Veröffentlichungen versprechen, der Test könne vor Schwangerschaftskomplikationen bewahren und bagatellisieren die Prozedur als »schmerzlose Ultraschall-Untersuchung des Kindes und einfache Blutabnahme der Mutter«. »Eine günstige Breite der Nackenfalte beim Kind und entsprechende Blutwerte der Mutter mindern das persönliche Risiko der Schwangeren erheblich«, heißt es da verharmlosend.[62] So funktioniert ein privat organisierter Markt.

Ein Streit in der Fachzeitschrift *Frauenarzt* über die Frage, welche Methode die besten Ergebnisse beim Ersttrimester-Screening liefert, macht die marktbeherrschende Stellung der FMF deutlich.[63] Unverhohlen wirft die FMF ihrem Kontrahenten – einem der Autoren der oben erwähnten Studie – kommerzielle Interessen vor. Während dieser Autor in seiner Erwiderung erneut infrage stellt, ob chromosomale Anomalien mit der von der FMF-Deutschland vertretenen Methode überhaupt zuverlässig genug erkannt werden. Und ob nicht unnötige viele invasive Eingriffe durchgeführt würden, bei denen man gesunde Kinder aufgrund der Entnahme von Fruchtwasser oder Chorionzotten dem Risiko einer Fehlgeburt aussetzt.[64]

Sicher darf man unterstellen, dass hier um das jeweils erfolgversprechendste Verfahren zur Identifizierung von Chromosomenabweichungen gerungen wird. Aber auch, dass ein riesiger Markt aufzuteilen ist. Mit entsprechenden Begehrlichkeiten. Pränatalmedizin ist seit Jahren unverkennbar eine Wachstumsindustrie.

»Das Down-Syndrom-Screening stellt bis auf wenige Ausnahmen keine Leistung der gesetzlichen Krankenkassen dar«.[65] Diese »Fachinfo« für Frauenärzte findet sich zum Thema Abrechnung am Ende einer detaillierten Beschreibung von ver-

fügbaren Verfahren eines Labors in Deutschland, auch nachzu-
lesen im Internet. Mit konkreter Preisliste. Und ganz oben steht
die Erfolgsrate:

> Durch das nicht-invasive Screening auf eine Trisomie 21
> ist heute eine Erkennungsrate von ca. 90% der betroffe-
> nen Schwangerschaften möglich. Hierfür muss bei jeder
> 20. Schwangerschaft (5%) eine invasive Diagnostik durch-
> geführt werden.

Die Laborkosten für die angebotenen Screening-Methoden sind
detailliert aufgeschlüsselt. Auch ein Untersuchungsauftrag für
pränatales Screening, der von der Schwangeren zu unterschrei-
ben ist, steht als Anforderungsformular zum Herunterladen zur
Verfügung. Denn ohne vorliegende Einwilligungserklärung der
Schwangeren darf kein Labor mehr eine genetische Analyse
durchführen. Darüber hinaus können kostenlos Informations-
flyer für Patienten zur Auslage im Wartezimmer bestellt werden. Manche Anbieter nennen solche Infoblätter auch *Teaser*,
ein Begriff aus dem Marketing, der Kunden neugierig machen
und zur gewünschten Aktion führen soll.

Ein Beispiel von vielen. Individuelle Gesundheitsleistungen
(IGeL) wie das Ersttrimester-Screening sind auch für Gynäko-
logenpraxen willkommene zusätzliche Einnahmequellen. Privat angebotene Produkte, wenn sich Ärztinnen und Ärzte vom
Budgetierungsgebot der Krankenkassen eingeengt fühlen. Pränataldiagnostik als Geschäft. Als Geschäft mit der Angst. Die
Schwangere wird zur Kundin, der Arzt zum Verkäufer.

Dass es bei der Selektion von Kindern mit Trisomie 21 nicht
primär um ökonomische Aspekte gehe, versuchen die Autoren
des Artikels»Gesundheitsökonomische Aspekte des Down-Syndrom-Screenings« mehrfach zu versichern. Denn eine ökonomische Betrachtung eines Krankheitsbildes sei immer ethisch pro-

blematisch, gewinne in Zeiten finanzieller Ressourcenknappheit allerdings zunehmend an Bedeutung.

Aus ethischen Gründen sei es jedoch ebenfalls nicht zu vertreten, dass das Ersttrimester-Screening keine Kassenleistung sei. Denn einkommensschwachen Familien würde damit ein solches Screening de facto vorenthalten, argumentieren die Autoren. Das Ziel ist unverkennbar: So viele Kundinnen wie möglich sollen erreicht werden. Und die Grenzen zwischen Gesundheit und Ökonomie verwischen mehr und mehr.

Unter keinen Umständen, so wird in dem Artikel zwar auch betont, solle eine Entscheidung zum Schwangerschaftsabbruch »auf Basis einer gesellschaftlichen oder ökonomischen Verpflichtung« befürwortet werden. Und doch werden internationale Studien zitiert, in denen detaillierte, von der Gesellschaft zu tragende Kosten beziffert werden. Kosten, die ein Mensch mit Down-Syndrom angeblich verursacht.

Lebenslange medizinische und nicht-medizinische Mehrkosten. Für Entwicklungsförderung und für spezielle Erziehung und Ausbildung. Direkte und indirekte Kosten im Bereich Gesundheit, Erziehung und Produktivitätsausfall. Ausgewiesen in Euro, Dollar und britischem Pfund, unter Berücksichtigung der Inflationsrate. Ein Ersttrimester-Screening auf Krankenschein führe letztendlich zu geringeren Kosten, so der Artikel – das Fazit einer nüchternen Kosten-Nutzen-Analyse. Mit Gewinnerzielungsinteressen der Verfasser des Artikels.[66]

Besonders beeindruckt hat mich, dass sogar der Produktivitätsausfall berechnet wurde, der angeblich bei Menschen mit Down-Syndrom zu erwarten ist. Das, was Menschen mit Trisomie 21 nicht leisten für die Wirtschaft. So sieht sie aus, die Ökonomisierung aller Lebensbereiche. So werden Wert und Unwert des Lebens bestimmt.

Informationen in einer Fachzeitschrift für *Geburtshilfe und Frauenheilkunde*. Zehn Jahre nach Leon.

Die geflüsterte Botschaft der Krankenschwester im fünften Stock der Klinik war mir nicht mehr aus dem Kopf gegangen. Darum hatte ich Klaus gebeten, mir unsere Telefonbücher mitzubringen. Gelbe Seiten inklusive. In der Rubrik Bestattungsunternehmen suchte ich eine Nummer heraus. Was konnte ich für mein Kind jetzt noch tun? Die Würde des Menschen ist unantastbar.

Einem wildfremden Mann am anderen Ende der Leitung versuchte ich so sachlich und konzentriert wie möglich vom Krankenhausbett aus meine Situation zu erklären. Und er informierte mich sachlich und konzentriert über ordnungsbehördliche Bestimmungen und Verordnungen über das Leichenwesen. Was ich auf kleinen Zetteln notierte, konnte ich selbst kaum lesen, so sehr zitterte meine Hand.

Ja, auch ein Fötus unter fünfhundert Gramm durfte auf Wunsch der Eltern bestattet werden. Aber von Rechts wegen gab es weder eine Beurkundungs- noch eine Bestattungspflicht. Das Bestattungsunternehmen konnte dann tätig werden, wenn eine ärztliche Bescheinigung darüber vorlag, dass es sich um einen menschlichen Körper handelte und dem Tod keine strafbare Handlung zugrunde lag.

Und natürlich war die jeweilige Friedhofssatzung zu beachten. Ansonsten sprach nichts dagegen. Wo die Beisetzung denn stattfinden solle, fragte er mich. Ich zögerte. Die Familie von Klaus lebte in der Nähe, aber wo der Friedhof lag, auf dem seine verstorbenen Großeltern bestattet waren, wusste ich nicht.

Die einzige Grabstelle, die ich mir vorstellen konnte, war das Familiengrab am Ort meiner Kindheit. Dort, wo ich schon mit

meinem Großvater Blumen gepflanzt und nach dem Kinder-
gottesdienst regelmäßig die Urgroßeltern besucht hatte. Wo wir
drei Großeltern beerdigt und meinen Vater, Onkel und Tante
begraben hatten. Eine für mich heilige Stätte. Dreihundert Kilometer entfernt.

Erst jetzt merkte ich, ich hatte mein Anliegen nicht zu Ende
gedacht. Die Vorstellung, mein winziges Kind in einem Lei-
chenwagen über dreihundert Kilometer Autobahn zu schicken,
erschien mir plötzlich grotesk. Mein Kopf hatte das reale Bild
bisher nicht zugelassen. So brutal und konkret.

Ich war der Situation nicht gewachsen.

Und legte auf.

Noch barg mein Körper schützend das Ungeborene. Meine
Seele hatte – davon war ich überzeugt – auch das dritte Ab-
treibungsmedikament neutralisiert. Als Infusion floss es
durch eine Kanüle in meinen Handrücken. So wie sie es an-
gekündigt hatte, unterbrach die junge Stationsärztin für einen
Tag die Behandlung, als die Höchstdosis erreicht war. Mein
Körper sollte zur Ruhe kommen, bevor der nächste Ansturm
begann.

Wie ich Jahre später im Bericht las, hieß das Medikament, das
sie jetzt eingesetzt hatte, *Nalador*. Ich recherchierte im Internet
und fand heraus, dass dieses Mittel selbst *teratogen* ist, das heißt,
es enthielt Stoffe, die Fehlbildungen beim Kind hervorrufen können. Dies war in Tierversuchen mit Ratten festgestellt worden.
*Jede Nalador-Behandlung zur Einleitung des Aborts ist mit dem
Abbruch der Schwangerschaft zu beenden, da eine Schädigung des
Fetus wahrscheinlich ist.*[67]

Schon längst gab es kein Zurück mehr. Die Unterbrechung
der Behandlung war nur eine Galgenfrist. Eine Ablenkungsstra-
tegie für den Organismus. Ein Täuschungsmanöver gegen meinen Körper. Nach der Pause, das war klar, würde der Versuch

wiederholt, die Abtreibung fortgesetzt werden. Als zusätzliche Möglichkeit wurde mir eine Spritze ins Herz des Kindes in Aussicht gestellt.

◦◦◦

Der Fetozid, die Tötung des Kindes im Mutterleib durch eine Kalium-Chlorid-Spritze ins Herz, ist inzwischen besonders bei Spätabbrüchen nach der zwanzigsten Woche üblich. Frühgeborene sind, wie auch die Erfahrung bei Spätabbrüchen zeigt, bereits ab der zweiundzwanzigsten Schwangerschaftswoche außerhalb des Mutterleibs überlebensfähig.

Deshalb wird oft zur Vorbeugung ein lebensfähiges, aber behindertes Kind vor der Abtreibung mit einer Spritze ins Herz getötet. Diese Maßnahme ist rechtlich bis zum Einsetzen von Eröffnungswehen erlaubt, da erst mit Beginn des Geburtsvorgangs das Ungeborene juristisch als Mensch gilt. Der Einsatz der Spritze wäre danach ein Tötungsdelikt, das strafrechtlich verfolgt wird.

Von bis zu achthundert Abtreibungen überlebensfähiger Ungeborener pro Jahr schrieb die Zeitung *Die Welt* in einem Artikel aus dem Jahr 2000. Das Statistische Bundesamt gibt für das Jahr 2011 eine Gesamtzahl von neunhundertzweiundachtzig Schwangerschaftsabbrüchen nach der neunzehnten Schwangerschaftswoche an, davon vierhundertachtzig ab der zweiundzwanzigsten Woche.[68]

Nur mit dem Fetozid könne verhindert werden, dass ein überlebensfähiges Kind zur Welt komme, wird der Direktor der Frauenklinik Köln, Peter Mallmann, in dem genannten Artikel zitiert. Und weiter: »Der Arbeitsauftrag an uns Ärzte lautet, die Eltern vor der Last des behinderten Kindes zu bewahren.«[69]

◦◦◦

Ich empfand mich selbst als Zumutung in meiner Zerrissenheit, wollte am liebsten weglaufen und wusste nicht, wohin. Warum nur hatte ich mich der Klinik ausgeliefert? Mehr und mehr fühlte ich mich wie eine schäbige Komplizin bei einem Kapitalverbrechen.

Mein Bruder kam mich besuchen, er war der Einzige, außer Klaus, der sich in diesen Tagen in meine Nähe traute. Vielleicht war er sogar der Einzige, den ich zuließ. Denn er hatte dafür gesorgt, dass ich Klaus, den Vater meines Kindes, nicht ausschloss. Hatte mir klargemacht, dass Klaus auch in dieser schweren Zeit zu mir und Leon dazugehörte. Mein Bruder war selbst Vater. Und er zeigte Mitgefühl.

Es war der fünfte Tag in der Klinik. Ein Tag ohne Wehen fördernde Medikamente. Mein Körper sollte zur Ruhe kommen. Nach Tabletten, Gel und Infusion. Mit Klaus und meinem Bruder machte ich einen Spaziergang in der Nähe der Klinik und ließ mich von ihnen durch die mir fremd gewordene Welt begleiten.

Am nächsten Tag starrte ich wieder wie in Trance auf den kleinen transparenten Plastikzylinder, die Tropfkammer des Infusionsgerätes. Sah dort Tropfen für Tropfen des Giftes fallen. Langsam und stetig sickerte es aus dem Infusionsbeutel, durch den Schlauch, in die Kanüle, in meinen Körper. Ich starrte auf die Tropfen, konnte sie zählen, nutzlos wie das Mitzählen von Sekunden beim Ticken einer Uhr. Ich hätte sie sogar anhalten können. Am Plastikrädchen, mit dem die Krankenschwester die Durchlaufgeschwindigkeit regulierte. Anhalten. Wie das Pendel einer Standuhr. Aber nichts mehr war wirklich aufzuhalten. Nicht die Zeit. Nicht unser Leid.

Jede Nalador-Behandlung zur Einleitung des Aborts ist mit dem Abbruch der Schwangerschaft zu beenden, da eine Schädigung des Fetus wahrscheinlich ist.[70]

Ich starrte auf die Tropfen, wie in der Sterbephase meines Vaters, als ein Infusionsgerät ihn mit Flüssigkeit versorgte, weil er nicht mehr essen und nicht mehr trinken konnte, grauenvoll ausgezehrt vom Krebs, der in ihm wütete.

Was würde mein Vater sagen, wenn er noch lebte? Du musst deine Gefühle noch besser in den Griff bekommen, wie früher, wenn ich als Jugendliche zornig tobte? Oder: Jedes Menschenleben ist kostbar, wie damals, als ich altklug über die enormen Kosten eines Fahrradwegs schwadronierte, der entlang der Hauptstraße durchs Dorf gebaut werden sollte? Was würde er sagen? Ich starrte auf die Tropfen in der Tropfkammer des Infusionsgeräts neben meinem Bett und fühlte mich unendlich verloren auf der Welt.

Als meine Mutter mich anrief, war der Tropf immer noch nicht durchgelaufen. Sie wirkte verstört und erzählte mir, wer schon alles das gleiche Schicksal erlitten habe wie Klaus und ich. Einerseits war es mir nicht recht, dass sie offensichtlich mit anderen Menschen über unsere Situation, über dieses Tabu sprach. Andererseits konnte ich verstehen, dass sie es allein nicht aushielt.

Leid verhindern – das ist es, was im Kontext biopolitischer Diskurse immer wieder als zentrale Begründung herangezogen wird sowohl für pränatale Diagnostik als auch für Präimplantationsdiagnostik. Diejenigen Maßnahmen, die auf die Verringerung von Leid abzielen oder zumindest einigermaßen überzeugend auf diese Zielsetzung verweisen, können sich ihrer Durchsetzung fast sicher sein, schreibt die Sozialwissenschaftlerin Anne Waldschmidt über *Pränataldiagnostik im gesellschaftlichen Kontext*. Denn wer wolle sich schon dem Vorwurf aussetzen, er sei verantwortlich für das Leid anderer?[71]

Ob Leid für würdig befunden wird, behoben oder abgemildert zu werden, hängt jedoch ab von den jeweiligen kulturellen und gesellschaftlichen Werten und Normen, schreibt die Wissenschaftlerin. So werde in unserer Gesellschaft, unter den herrschenden wirtschaftlichen Bedingungen, individuelles Leid vor allem dann wahrgenommen, wenn es marktfähig ist.

Es ist vielleicht nur ein interessanter Zufall, dass die massive Verbreitung von Pränataldiagnostik zeitlich zusammenfällt mit der Krise des Wohlfahrtsstaates und der erfolgreichen Umsetzung neoliberaler politischer Programme. Zur raschen Entwicklung der Genforschung tragen in den achtziger und neunziger Jahren rasante wissenschaftlich-technologische Neuerungen bei, aber auch die massive finanzielle Förderung von humangenetischer Forschung. Zugleich werden seit dieser Zeit soziale Risiken wie Arbeitslosigkeit, Alter, Krankheit und Berufsunfähigkeit zunehmend privatisiert, wobei jeder Einzelne aufgefordert ist, ein vorausschauendes Risikomanagement zu betreiben. Dazu gehört natürlich, durch entsprechende private Versicherungen vorzusorgen.

Zur Ursache von sozialen Problemen wird seit diesem Perspektivwechsel immer häufiger individuelles Versagen erklärt. Wirtschaftliche Bedingungen werden andererseits als naturgegeben hingenommen. Krankheiten oder geringeres Leistungsvermögen gelten diesem Weltbild entsprechend nicht mehr als schicksalhaft, sondern fallen zunehmend in die individuelle Verantwortung. Die Konsequenz ist, dass die Folgen immer weniger solidarisch getragen und stattdessen zu einer moralischen Frage von persönlicher Schuld umgedeutet werden.

Schon seit Mitte der siebziger Jahre verlagert sich das wissenschaftliche und medizinische Interesse deutlich. Immer mehr aus dem Blick geraten Umweltgefahren wie Industriegifte und Schadstoffe oder auch soziale Bedingungen wie Stress, krank machende Arbeits- und Wohnverhältnisse. Die Aufmerksamkeit richtet sich auf individuelle Lebensstile, die für die meisten der weitverbreiteten Krankheiten verantwortlichen sein sollen. Tabak, Alkohol, mangelnde Bewegung und falsche Ernährung rücken in den Mittelpunkt medizinischen Interesses, später kommen genetische Faktoren hinzu.[72] Welche Zwänge dieser vorherrschende Gesundheitsdiskurs produziert, wird gerne ausgeblendet.

Der darin enthaltene Widerspruch wird gerade am Thema Gesundheit von Kleinkindern deutlich. Wenn die Kinder erst auf der Welt sind und die pränatale Rasterfahndung erfolgreich hinter sich gebracht haben, kann es durchaus geschehen, dass wirtschaftliche Interessen höher bewertet werden als die Gesundheit der Kinder. Die Gefährdung von Kleinkindern durch Spielzeug, das krebserregende Chemikalien enthält, ist schon lange bekannt. Dabei geht es nicht nur um Spielzeug aus Plastik, sondern auch aus Holz. Selbst Stofftiere sind belastet.[73] Das Problem wird immer wieder einmal thematisiert, aber es ändert sich wenig.

Der Leiter des Instituts für Umweltchemie an der Universität Lüneburg, Klaus Kümmerer, drückt die Schadstoffbelastung ganz plastisch aus: Eine Stunde Mundkontakt mit solchem Spielzeug entspricht Werten, als würde das Kind vierzig Zigaretten am Tag rauchen.[74] Und da Kleinkinder ihre Welt vor allem mit dem Mund erkunden, ist eine Stunde lutschen und knabbern sicher nicht unrealistisch.

Die Grenzwerte für Giftstoffe in Spielzeug sind wissenschaftlich nachgewiesen viel zu hoch. Giftstoffe, die nicht nur als krebserregend gelten, sondern sogar das Erbgut verändern und die Fortpflanzung gefährden können.

Auch das Bundesinstitut für Risikobewertung kritisiert, dass Kinder unzureichend vor gesundheitsschädlichen Chemikalien in Spielzeug geschützt sind.[75] Im Blut und Urin von Kindern werden solche Gifte immer wieder in viel zu hoher Konzentration nachgewiesen. Und die Krebsrate bei Kindern ist deutlich gestiegen. Mögliche weitere Folgen werden sich erst später zeigen, sagen Experten. Bei Kindern, die einmal gesund zur Welt kamen.

»Welches sind die verschiedenen nicht-genetischen Quellen von Krankheiten und Behinderungen in unserer Gesellschaft, und was tun wir, um ihnen entgegenzuwirken«, fragt auch die Harvard-Biologin Ruth Hubbard. Und sie fährt fort: »Tatsache ist, dass nur eine Minorität der Behinderungen angeboren ist. Die meisten sind das Ergebnis von Unfällen – auf der Straße, bei der Arbeit, zuhause. Wir könnten viel unternehmen, was nicht geschieht, um diese Häufigkeiten zu vermindern. Warum richten wir also unsere Aufmerksamkeit so sehr auf die Verhinderung von behinderten Föten?«[76]

Pränataldiagnostik gilt inzwischen für die meisten Schwangeren als Bestandteil der Schwangerenvorsorge und wird schon seit Mitte der siebziger Jahre von den Krankenkassen bei sogenannten Risikoschwangerschaften finanziert. Das behinderte Kind wird zum Risiko – so Anne Waldschmidt, Gründungsmitglied des Netzwerks gegen Selektion durch Pränataldiagnostik – wenn man davon ausgeht, dass dieses Kind mit der richtigen Entscheidung verhindert werden könnte.

Die angebliche Reduzierung von Risiken spielt in der Praxis der Pränataldiagnostik eine zentrale Rolle. Risiko ist ursprünglich ein kaufmännischer Begriff und bezeichnet als statistische Kategorie im Versicherungswesen das Gegenteil von Mehrheitsnormalität. Das Ziel beim Risikomanagement ist es vor allem, rechtzeitig dafür zu sorgen, dass ein vorhersagbares Ereignis abgewendet wird. Und der Versicherungsfall gar nicht erst eintritt. Risikobegriff und Entscheidungszwang für die Schwangere stehen also in engem Zusammenhang.[77]

Pränataldiagnostik trägt dazu bei, Risiken in der Schwangerschaft rechtzeitig zu erkennen und Leid zu vermeiden. So lautet die weitverbreitete Begründung für das Angebot und auch für die Inanspruchnahme von Pränataldiagnostik. Das klingt zunächst durchaus überzeugend und verständlich. In der Praxis wird daraus allerdings ein Mechanismus, der Kinder vor der Geburt herausfiltert, die von der statistisch definierten Normalität abweichen. Damit sie gar nicht erst lebend zur Welt kommen.

Hinter der statistischen Normalität verbergen sich soziale Normen und Erwartungshaltungen, auf die im Zweifelsfall zurückgegriffen wird, wenn etwa die Entscheidung darüber ansteht, ob ein bestimmtes Kind geboren werden darf oder abgetrieben werden muss, so die Sozialwissenschaftlerin Anne Waldschmidt. Und sie fügt kritisch hinzu: »Dass dabei auch darüber entschieden wird, was in unserer Gesellschaft als normal, was als unnormal zu gelten hat, wird erst auf den zweiten Blick hin sichtbar.«[78]

Der Tropf mit der Wehen fördernden Infusion war längst durchgelaufen und der Infusionsschlauch entfernt worden, als ich spürte, dass mein Körper sich veränderte. Umschlungen standen Klaus und ich auf einem der hässlichen Klinikbalkone, der allenfalls für Raucher ein schönes Plätzchen sein konnte. Das ließ jedenfalls der überquellende Sanduhr-Ascher vermuten. Es war Samstagnachmittag. Der sechste Tag in der Frauenklinik.

Klaus schien erleichtert, dass ich ihn wegschickte, als die Schmerzen einsetzten. Er war morgens gekommen und inzwischen schon wieder viele Stunden bei mir gewesen. Die seelische Strapaze war für ihn kaum geringer als für mich.

Ich versprach, ihn anzurufen, wenn ich ihn brauchte. Wollte ihm nicht zumuten, tatenlos neben mir ausharren zu müssen, wenn die Wehen stärker wurden. Er litt auch so schon genug. Was auch immer geschah, wie sollte er mir dabei helfen?

Dies war keine Geburt, auf die wir uns hätten vorbereiten können. Es war eine Geburt zur Unzeit, ohne Kurs im Geburtshaus, ohne Hebamme, ohne warme Wanne, ohne Kreißsaal. Ich wusste nur, wie schlimm sich Menstruationsschmerzen früher manchmal angefühlt hatten. Erinnerte mich an raunende Warnungen: So ist das auch, wenn man Kinder kriegt.

In Träumen hatte ich bereits mehrmals in meinem Leben ein Kind zur Welt gebracht. Sehr konkret, zwischen meinen Beinen hervor. Aber schmerzlos. Meistens konnte das Neugeborene in meinem Traum gleich sprechen. Und immer war es ein bewegendes, glückliches Erlebnis. Nichts hatte mich vorbereitet auf das, was mir jetzt bevorstand.

Ich lag allein in meinem Zimmer und wand mich vor Schmerzen hin und her. Zog die Beine an, und umschlang sie mit meinen Armen. Lief weinend im Zimmer auf und ab. Kroch auf allen vieren über die Matratze. Lag auf den Knien im Bett und weinte laut ins Kissen. Oh Gott, es tut so weh! Ich krümmte mich vor Schmerzen. Hörte mich stöhnen. Und das war erst der Anfang. Die Geburt hatte begonnen. Und ich war ganz allein.

Die Krankenschwester gab mir Schmerztabletten, als ich sie rief, aber ich spürte keine lindernde Wirkung mehr. Und war abgrundtief verzweifelt. Als ich das nächste Mal nach ihr klingelte, tränenüberströmt, spritzte sie etwas durch die Kanüle in meinem linken Handrücken, an die vorher der Tropf angeschlossen gewesen war.

»Ich darf das eigentlich nicht«, murmelte sie.

Abrupt wichen die Schmerzen einer tiefen Müdigkeit. Viel zu schnell, um auch nur zu ahnen, dass ich »weggeschossen« wurde, wie mein Freund, der Anästhesist, gesagt hätte.

Sister Morphine.

Die Schwester hatte Mitleid mit mir.

wo woher kommt das rasseln telefon leise ganz nah meine hand mein arm wo was ist mit meinem arm mein kopf alles weit weg watte wattig gefangen in diesem fremden körper riesig groß hallig wattig dumpf die welt weit weg wo das telefon meine hand ich kann nicht warte hallo ja ich kann nicht ja meine zunge geschwollen schwer im mund ich lalle meine hand albtraum riesig aufgeblasen alles weit weg ich möchte wach werden eine Blase zwischen meinen Beinen, mein Kopf sucht drogenschwer nach einer Erklärung, und ich beginne mit meiner rechten Hand zwischen den Beinen zu begreifen, was mit mir geschieht. Ohnmächtig. Erschüttert. Allein.

Halb wach klingele ich nach der Schwester.

»Ist es so weit? Moment, ich rufe die Ärztin.«

Wieder bin ich allein. Allein mit meinem Kind, dessen kleines Köpfchen ich in meiner Hand zwischen den Beinen spüre. Die Zeit bleibt stehen. Ewigkeit.

Sie kommen zu zweit, arbeiten zügig hinter der aufgeschlagenen Bettdecke, die jetzt über meinen Knien liegt. Alles geht sehr schnell. Ich höre, wie sie die Nabelschnur durchtrennen. Und einpacken. Ich liege wie ohnmächtig auf dem Rücken. Nur mein Kopf geht hin und her, als wolle er meinen Körper verlassen. Und ich vergesse zu atmen.

Gleich nehmen sie mir mein Kind weg, durchzuckt es mich plötzlich. Mühsam richte ich mich auf, gestützt auf meine Unterarme.

»Wollen Sie es sehen?«

Hätten sie ihn einfach mitgenommen, wenn ich mich nicht bemerkbar gemacht hätte? So, als habe es ihn nie gegeben? Ich sitze im Schneidersitz im Bett, beide Hände wie zu einem Nest zusammengelegt. Gebettet auf ein Zellstoffvlies in meinen Händen liegt Leon. Er ist leicht wie ein Vogel.

Wir sind allein.

Der Anrufer, der mich aus meinem Drogenschlaf gerissen hatte, war der Therapeut. Er war zurück von seinem Managertraining in Süddeutschland. Dass dies kein guter Zeitpunkt für ein Gespräch sein konnte, war ihm augenblicklich klar.

Jetzt war ich wach, die Geburt war vorbei. Und ich wünschte so sehr, Klaus wäre da. Hoffte, er habe eine Nachricht aus der Klinik bekommen und sei auf dem Weg zu uns. Zu telefonieren, mit meinem toten Kind bei mir, kam mir vor wie Frevel. Profan. Unwürdig.

Als ich das Alleinsein mit Leon nicht mehr ertragen konnte, rief ich Klaus schließlich an. Er war sofort am Telefon: »Ja, ich komme, ich bin gleich bei dir.« Er klang angespannt und besorgt.

»Es ist alles vorbei«, versuchte ich ihn traurig zu beruhigen. Und war froh, seine Stimme zu hören. Ich klingelte nach der Schwester, um sie zu bitten, an der Pforte Bescheid zu geben, damit Klaus jetzt noch hereindurfte. Vielleicht war das völlig überflüssig, aber ich wollte jeden Zeitverlust vermeiden. Es war Samstagabend kurz vor zehn.

Die Schwester schaute auf mein Kind und fragte, ob sie es nehmen solle. Irgendetwas in ihrer Stimme klang wie ein Angebot, nicht alles allein tragen zu müssen. Ich nahm dankbar an. Ganz unerwartet kam sie wenig später wieder mit einer nierenförmigen, weißen Emailleschale. Eingehüllt in ein weißes Leinentuch, brachte sie mir Leon zurück.

»Damit Ihr Mann ihn sich ansehen kann. Das ist wichtig«, sagte sie leise, als ich sie unsicher anblickte.

Sie schaltete die Deckenbeleuchtung aus und ließ unser Kind zugedeckt auf der Fensterbank zurück. Nur das gedämpfte Licht über meinem Bett erhellte den Raum.

Sanft hatte ich Klaus darauf vorbereitet, dass ich mit ihm gemeinsam von Leon Abschied nehmen wollte.

»Er ist hier? In diesem Zimmer?«

Die Worte der Schwester und auch die meines Bruders gaben mir Kraft, Klaus die Begegnung zuzumuten, ihn nicht zu schonen in diesem entscheidenden Augenblick. Er gab schließlich nach, ich bin sicher, er tat es meinetwegen.

Ich spürte seinen Widerstand und seine Angst. Er wollte es richtig machen, für mich. Vorsichtig trug er die weiße Schale vom Fensterbrett zu mir. Ich wusste, er trug eine schwere Last. Behutsam öffnete ich das Tuch. Da lag unser Kind in seiner ganzen Schönheit.

Seine Augenlider waren geschlossen. An der rechten Wange war sein zartes Gesicht blutunterlaufen, ein weiterer Bluterguss schlang sich rechts, vom Rücken her, halb um seinen kleinen

Brustkorb. Sein Geschlecht war winzig. Ein ganz kleiner Junge. Seine zierlichen Füße erinnerten an die fötale Haltung im Mutterleib, sie waren immer noch gekreuzt. Unwillkürlich musste ich an die Darstellungen der alten Meister mit dem Titel *Ecce homo* denken.

Ich traute mich nicht, seinen kleinen Körper wirklich zu berühren, strich nur einmal zärtlich mit meinem Zeigefinger über seine Haut, an der Stelle, wo vor wenigen Stunden noch das kleine Herz geschlagen hatte. Lange betrachteten wir ihn, schweigend. Klaus hielt meine Hand ganz fest. Und neben großem Schmerz sah ich auch Dankbarkeit in seinen Augen. Er war nicht ausgeschlossen.

Immer wieder wanderte mein Blick zu Leons ausgeprägtem kleinen Mund.

»Das Schippchen hat er von dir«, flüsterte Klaus leise.

Und ich hatte gedacht, er hat es von seinem Vater. Der Apfelfaktor. Wir lächelten uns an, beide mit Tränen in den Augen. Wir waren Eltern.

Bevor ich das Bewusstsein verlor, hörte ich im OP Stimmen von Menschen, die ich nicht sehen konnte. Es ging offenbar um die Krankenschwester, die mir unerlaubt das Morphium gegeben hatte. Der Arzt wirkte ärgerlich.

»Das habe ich ihr auch schon gesagt«, erwiderte eine Frauenstimme.

»Und? Haben Sie einen Fußabdruck des Feten gemacht«, forschte er weiter.

»Nein, sie wollte es nicht.«

Jetzt klang er noch ärgerlicher.

»Wie? Erst stellt sie sich so an, und dann will sie keinen Fußabdruck?«

Ich wusste, jetzt sprachen sie über mich.

Wir sind nicht perfekt und können sicherlich so manches noch verbessern. Bei dem Bemühen, unsere Arbeit im Interesse aller Patienten zu verändern, können Sie uns ganz wesentlich weiterhelfen, indem Sie uns mitteilen, wie Sie sich gefühlt haben und wie Sie mit unserer Leistung zufrieden waren.

Ohne Vorwarnung hatten sie mich plötzlich aus meinem Krankenzimmer geholt, in dem Klaus und ich Abschied nahmen von unserem Kind.

»Ihre Frau muss jetzt in den OP.«

Klaus hielt stumm die weiße Emailleschale, als die Stopper an den Rädern des Krankenbettes schon mit leichtem Fußdruck gelöst wurden. Hilflos stand er da, als ich so unvermittelt hinausgerollt wurde. Vom Bett aus sah ich zu, wie ihm jemand das kleine Becken mit unserem Kind auf dem Leintuch aus der Hand nahm.

»Wollen Sie denn warten?«

Es war weit nach Mitternacht, als ich aus der Narkose aufwachte. Klaus saß an meinem Bett. Der Sonntag hatte begonnen. Ein Tag, an dem ich mich ausruhen sollte. Wie die Welt in sechs Tagen erschaffen worden war, war die Welt, die ich bisher bewohnt hatte, in den letzten sechs Tagen untergegangen. Vierzig Tage nach Feststellung der Schwangerschaft war die Erde für mich wüst und leer.

Eine Obduktion unseres Kindes lehnte ich ab. Ich wollte nicht, dass irgendjemand an ihm herumschnitt. Im Nachhinein war ich froh, dass er unzerstückelt aus meinem Leib gekommen war. Dass Klaus und ich unser Kind sehen, Leon für diese kurze Zeit kennenlernen konnten. Auch wenn wir dabei rüde unterbrochen worden waren. Ihn am nächsten Tag noch einmal anzuschauen, uns mehr Zeit für den Abschied zu nehmen, hat uns niemand angeboten. Und wir sind selbst nicht einmal davon ausgegangen, dass die Möglichkeit besteht, Leon noch einmal zu sehen.

Dem Operationsbericht entnehme ich, dass die junge Ärztin in der Nacht auch die Curettage der *plazentaren Reste* übernommen, meine Gebärmutter vorschriftsmäßig mit einem Metallinstrument geleert hatte. »Der Eingriff kann ohne Komplikationen und bei leerem Cavum-uteri beendet werden«, steht da. So kann man diese Nacht also auch beschreiben. Assistiert hatte ihr der leitende Oberarzt. Durch ihn war dann noch eine Nachcurettage erfolgt.

Ob das wohl der Arzt war, der sich am Sonntag an mein Bett setzte und mir erklärte, dass es auch um meine Gesundheit gegangen sei? Und dass ich wahrscheinlich, so wie ich aussähe, im nächsten Jahr auf der Station ein gesundes Kind zur Welt bringen würde? Dass mein Kind keine Überlebenschancen gehabt habe und wahrscheinlich vor oder während der Geburt gestorben wäre, wenn ich es ausgetragen hätte?

Warum steht dann im OP-Bericht nur »Trisomie 21 in der 15. SSW«? Und nichts von *Hydrops fetalis,* von totbringenden Ödemen? Tatsächlich war es der zweite Tag der sechzehnten Schwangerschaftswoche, und das Operationsdatum im Bericht stimmt auch nicht.

Wir sind nicht perfekt und können sicherlich so manches noch verbessern.

Komplimente über mein Aussehen konnten mich nicht darüber hinwegtäuschen, dass ich sehr wahrscheinlich nicht noch einmal schwanger werden würde.

Inzwischen weiß ich: Kein Verfahren der Pränataldiagnostik kann mit Sicherheit die Schwere einer geistigen Behinderung feststellen, die ein Kind mit Trisomie 21 zu erwarten hat. Ebenso wenig wie das Ausmaß der körperlichen Beeinträchtigungen. Über Schweregrad und Ausprägung der erhobenen Befunde können nur bedingt Aussagen gemacht werden.[79]

Ein Kind mit Down-Syndrom kann von leichten bis mittleren oder auch schwersten Schädigungen betroffen sein, wobei es bei schweren Fehlbildungen oft schon im Laufe der Schwangerschaft zur Fehlgeburt kommt. Aus den Berichten des Labors und des Krankenhauses lässt sich für Leon nur die Diagnose Trisomie 21 mit Sicherheit ablesen.

Eine Einschätzung des Grades der Behinderung ist nicht einmal sicher, wenn das Kind schon auf der Welt ist. Und bei guter medizinischer Betreuung und kompetenter Förderung kann die Entwicklung von Menschen mit Trisomie 21 sehr positiv beeinflusst werden.

Ein Arztehepaar – Eltern von drei Kindern, darunter eins mit Down-Syndrom – beschreibt es darum auch als erschreckend, wie gelassen und routiniert Spätabtreibungen von Feten mit Trisomie 21 abgewickelt und inzwischen kaum noch hinterfragt werden. Als eine Ursache nehmen sie an, dass Ärzte mangels eigener Anschauung und Reflexion vielfach nicht in der Lage seien, die liebenswerte Individualität eines Kindes mit Down-Syndrom zu würdigen. »Es mag schon sein,« schreibt dieses Elternpaar im *Ärzteblatt,* »dass ein Mensch mit Down-Syndrom außerstande ist, die Anforderungen unserer Leistungsgesellschaft zu erfüllen. Kann dies aber seine vorgeburtliche Tötung in irgendeiner Weise rechtfertigen?«[80]

Zwei Tage nachdem ich die Klinik verlassen hatte, fuhren wir wieder in unser Lieblingshotel. Ich war für den Rest der Woche krankgeschrieben. Bei Sonnenaufgang machten wir uns zu Fuß auf zur Quelle des Baches, in deren Nähe wir uns Pfingsten auf Leons Namen geeinigt hatten. Ich pflückte Blumen am Wegesrand und dachte an die Beisetzungen, die ich in meiner Familie erlebt hatte. Mit tröstlicher Anteilnahme von Angehörigen, Nachbarn und Freunden. Diesmal waren Klaus und ich allein.

Es war ja auch keine Beisetzung. Alles, was wir hatten, war ein glatter Stein, etwa so groß wie das Ei, das ich in der Klinik in meinem Bauch gespürt hatte. Mit einem Lidstift hatte ich Leons Namen darauf geschrieben. Der Regen würde ihn abwaschen. Und Pflanzen den Stein begraben. Nichts für die Nachwelt. Lediglich ein Ort für Klaus und mich. Für unsere Trauer.

Nur wenige Tage später begannen unsere Sommerferien, und ich war froh, erst einmal nicht in die Redaktion zurück und mich dem Alltag wieder stellen zu müssen. Wir fuhren nach Italien, in einen malerischen Ort im Piemont, den Klaus und ich schon Wochen vorher für mich als Schwangere ausgesucht hatten. Jetzt sollte er mir helfen, den Verlust unseres Kindes zu verkraften. Sollte mich wieder stabilisieren. Wenn ich nachts im Hotelzimmer wach wurde, sah ich von meinem Bett aus eine kleine Insel mitten im See, leuchtend wie ein Juwel. Ich wachte oft auf.

Unter anderen Umständen hätte ich den Ort sicher zauberhaft gefunden. Jetzt hatte ich den Eindruck, empfindungslos geworden zu sein, eine Nebenfigur im Film meines Lebens. Weder die Geschwindigkeit noch die Farben des Films schienen zu stimmen.

Das Hotel war nur mit Halbpension zu haben, und wenn die Secondi Piatti vorbei waren, stopfte ich mich mit den Süßspeisen vom Dessertbüffet voll. Ich erinnere mich gut daran, was ich gegessen habe. An meine Gefühle in dieser Zeit nach dem Abbruch erinnere ich mich nicht. Außer an meinen manchmal aufflammenden Groll gegen Klaus, der es oft nicht ertragen konnte, wenn ich wieder Tränen in den Augen hatte. Als müsse der Spuk jetzt vorbei sein.

»Schwangerschaft und Geburt sind natürliche Vorgänge und stellen keine Krankheit dar.« So hieß der erste Satz in meinem Mutterpass. Und als was galt die Verarbeitung einer Abtreibung? Was konnte ich jetzt tun, wie sollte ich unsere Ferien nutzen, um mich wieder zusammenzusetzen, mich wieder herzustellen für die Anforderungen, die im Alltag auf mich warteten? Sind leichte Wanderungen das geeignete Mittel für die Rekonvaleszenz? Ist sakrale Kunst der seelischen Gesundheit förderlich? Ich schwankte zwischen Zynismus und Verzweiflung und versuchte, so gut es ging, etwas von der mich umgebenden Schönheit aufzunehmen.

»Beraten Sie sich mit Ihrem Arzt und befolgen Sie seine Ratschläge!« Der letzte Satz der *Hinweise für die Schwangere* im Mutterpass. Für die Zeit danach hatte mir niemand Ratschläge mit auf den Weg gegeben. Wie sollte es jetzt weitergehen? Nichts war mehr wie zuvor. Nur regnete es wieder in Strömen, als wir durch die Alpen zurück nach Hause fuhren.

In der Klinik hatte man mir versprochen, mich über den Termin der Einäscherung zu informieren, hatte vage Andeutungen gemacht über Andachten in der Klinikkapelle. Wochen später wurde mir, nach der Verbrennung, mit einem Zweizeiler der Vollzug mitgeteilt.

Wo Leon letztendlich hingekommen ist, weiß ich nicht. Wenige Wochen nach seinem Tod gingen Meldungen durch die Presse, wie Totgeburten in Deutschland entsorgt werden. Mich schockierten allein schon die Schlagzeilen. »Infektiöser Müll. Abfallfirma verarbeitete Totgeburten zu Straßenbelag.«[81] Der Artikel wäre mir nicht aufgefallen, ich hätte ihn überblättert, ihn für eine dieser reißerischen Sensationsmeldungen gehalten. Eine der Tragödien, die viele Zeitungen ihren skandalhungrigen Lesern jeden Morgen zum Frühstück auftischen. Eins der immer gleichen Dramen, die die Auflagen steigern sollen. Wäre da nicht mein eigener Schmerz gewesen.

Die ambulante Betreuung nach dem Abbruch in der Klinik übernahm, wie ich überrascht feststellte, nicht meine Gynäkologin, sondern ihre Vertretung. Ich hatte sie noch nie vorher gesehen. Dabei war die Ärztin längst aus dem Urlaub zurückgekehrt.

Sehr geehrte Frau Kollegin,
wir berichten Ihnen über die o.g. Patientin, die sich vom 29.6. bis 6.7. in unserer stationären Behandlung befand.
Diagnose: Trisomie 21 in der 15.SSW
Therapie: Aborteinleitung mit Cergem, Prepidil Gel und Nalador-Infusion, Abortcurettage.
Stationärer Verlauf:
Die Patientin kam zur stationären Aufnahme mit einer Trisomie 21 in der 15.SSW, die außerhalb sowohl durch Ultraschall als auch durch die Zottenanalyse gesichert worden war. Auch in unserer Ultraschall-Abteilung konnte die Diagnose eines Feten mit generalisiertem Hautödem bestätigt werden. Daraufhin wurde mit der Patientin die Schwangerschaftsunterbrechung ausführlich diskutiert. Am 29.6. begannen wir dann auf dringlichen Wunsch der Patientin die Schwangerschaftsunterbrechung.

Das Vorgehen war zweitzeitig. Zunächst leiteten wir die Ausstoßung der Frucht mit Cergem Vaginal Tabletten ein. Das Ausbleiben des medikamentenspezifischen Effektes ließ uns die Therapie mit Pravidel Gel und Nalador-Infusion fortsetzen. Nach frustranen drei Tagen ohne Effekt kam es dann nach einem Tag Pause am 4.7. zur Ausstoßung der Frucht. Die folgende Abortcurettage verlief komplikationslos... Die Patientin lehnte die Untersuchung des Feten ab...

Am 6.7. konnten wir die Patientin in gutem Allgemeinzustand und bei nur noch leicht bestehenden vaginalen Schmierblutungen wieder in die ambulante Betreuung entlassen.

Mit freundlichen, kollegialen Grüßen
Direktor der Klinik / Oberarzt / Stationsärztin

Der Abschlussbericht der Klinik an meine Gynäkologin. In keinem einzigen der Gespräche mit den behandelnden Ärzten und Ärztinnen hatte ich den dringlichen Wunsch nach einer Schwangerschaftsunterbrechung geäußert, wie es dort heißt. Und die Schwangerschaft war nicht unterbrochen worden. Sondern beendet. Leon war tot. Für immer.

Ich war keineswegs in gutem Allgemeinzustand. Mein körperlicher, vor allem aber mein seelischer Gesundheitszustand hatte eine schwerwiegende Beeinträchtigung erfahren. Aufgrund der von den Ärzten gestellten medizinischen Indikation, die als Folgemaßnahme automatisch an die pränatalen Tests gekoppelt worden war.

Meine Gynäkologin sah ich schließlich nur einmal kurz zur Nachsorge. »Die Ambivalenz wird bleiben«, war alles, was sie zu meiner schlechten Verfassung sagte. Einen weiteren Termin mit ihr selbst zu vereinbaren, war für den Rest des Jahres nicht mehr möglich.

Ihre Vertretung verschrieb mir Hormone und versprach, dass diese sicher auch meine Psyche wieder in Ordnung bringen. Ich wünschte mir sehr, sie möge recht behalten. Denn ich war extrem dünnhäutig und wusste nicht, wie ich das, was ich erlebt hatte, bewältigen sollte.

∽

Es gibt inzwischen neue Regeln für die ärztliche Beratung von Schwangeren. Sowohl vor der Anwendung von Pränataldiagnostik, vor allem aber dann, wenn ein auffälliger Befund durch Maßnahmen der Pränataldiagnostik vorliegt. Seit Januar 2010 ist es gesetzlich vorgeschrieben, betroffene Eltern in dieser hoch belasteten Situation hinzuweisen auf ihren Rechtanspruch auf psychosoziale Beratung. Im Gesetzestext heißt es:

> Sprechen nach den Ergebnissen von pränataldiagnostischen Maßnahmen dringende Gründe für die Annahme, dass die körperliche oder geistige Gesundheit des Kindes geschädigt ist, so hat die Ärztin oder der Arzt, die oder der der Schwangeren die Diagnose mitteilt, über die medizinischen und psychosozialen Aspekte, die sich aus dem Befund ergeben, unter Hinzuziehung von Ärztinnen oder Ärzten, die mit dieser Gesundheitsschädigung bei geborenen Kindern Erfahrung haben, zu beraten. Die Beratung erfolgt in allgemein verständlicher Form und ergebnisoffen. Sie umfasst die eingehende Erörterung der möglichen medizinischen, psychischen und sozialen Fragen sowie der Möglichkeiten zur Unterstützung bei physischen und psychischen Belastungen.[82]

Darüber hinaus haben Gynäkologen und Gynäkologinnen den Eltern Kontaktadressen von Selbsthilfegruppen, Beratungsstellen und Behindertenverbänden zur Verfügung zu stellen sowie Kontakte zu Eltern behinderter Kinder zu ermöglichen. Informationsmaterial dazu stellt die Bundeszentrale für gesundheitliche Aufklärung (BZgA) zur Verfügung.

> Auf die Nachricht des Arztes oder der Ärztin, dass ihr Kind vielleicht mit einer schweren Beeinträchtigung zur Welt kommen wird, reagieren werdende Eltern mit großer Bestürzung und mit Angst vor dem, was auf sie zukommt. Sie haben das Gefühl, den Boden unter den Füßen zu verlieren. Zwischen Besorgnis, Wünschen und Hoffnungen müssen sie ihren Weg finden, die neue Situation zu bewältigen. Welche Möglichkeiten stehen ihnen offen? Was bedeutet das Leben mit einem behinderten Kind? Welche Entwicklungschancen hat ihr Kind? Wer kann sie jetzt und in Zukunft unterstützen, wenn sie Hilfe brauchen? Welche Entscheidungen sind zu treffen?[83]

Außerdem heißt es in Paragraph 2, Absatz 3 des Schwangerschaftskonfliktgesetzes ausdrücklich, dass zum Anspruch auf Beratung auch die Nachbetreuung nach einem Schwangerschaftsabbruch oder nach der Geburt des Kindes gehört.

Es gibt Methoden der Beratung, mit denen Menschen in ihrer Entscheidungsfindung bei lebenswichtigen Fragen unterstützt werden können. Mit denen sie bei schweren Entscheidungen professionell begleitet werden. Behutsamer Beistand für Menschen in Not, ohne sie zu etwas zu zwingen oder sie, vielleicht sogar aus eigener Überforderung, in einer Krise allein zu lassen.

Schon aus zeitlichen Gründen sind Mediziner zu solcher Art von Beratung kaum in der Lage. Doch lässt sich leider bei vielen von ihnen eine diffuse Angst davor feststellen, mit dem Hinweis auf psychosoziale Beratungsangebote eigene Kompetenzen abzugeben. Diese Angst vor der Konkurrenz der anderen Berufsgruppe lässt allerdings fraglich erscheinen, ob diese Ärzte

Schwangeren gegenüber die psychosozialen Beratungsangebote als ernst zu nehmend und hilfreich darstellen.

Erst seit wenigen Jahren wird in Modellversuchen die Kooperation von Medizinern mit Beratungsstellen nach und nach erprobt. Die Erfahrung hat gezeigt, dass sich noch viel an der Zusammenarbeit zwischen niedergelassenen Gynäkologen und Gynäkologinnen mit psychosozial Beratenden verbessern ließe.[84] Häufig wissen Ärzte und Ärztinnen gar nicht, was psychosoziale Beratung heißt und was diese von ihrer eigenen fachlichen Beratung unterscheidet. Und vor allem wissen sie nicht, was Schwangerschaftsberaterinnen als Partnerinnen der Mediziner in der Betreuung von Schwangeren leisten können.

Auch nach einem Schwangerschaftsabbruch.

Unsere Sprachregelung hieß, wir haben unser Kind verloren. Die Wörter Abtreibung oder Schwangerschaftsabbruch kamen Klaus und mir nicht über die Lippen. Down-Syndrom, Trisomie 21 und Ödeme auch nicht. Wir versteckten unsere Trauer. Und wir versteckten unsere Scham.

Wir haben unser Kind verloren. Verloren. Was für ein Wort. Es stimmte und es stimmte auch wieder nicht. Man kann alles Mögliche verlieren. Einen Schlüssel. Die Orientierung. Den Überblick. Das Gesicht. Die Ehre.

Das verlorene Paradies. Der verlorene Sohn. Wir hatten einen Euphemismus gewählt. Hatten unsere Trauer verschleiert. Das Entsetzliche verbrämt.

Ja, wir hatten ihn verloren. Aber wir wussten auch, wir werden ihn nicht wiederfinden. Er wird nicht zu uns zurückfinden. Niemals.

Den Anforderungen des Alltags zu genügen ging oft über meine Kräfte. Schlafen, schlafen, schlafen, und dann aufwachen aus dem bösen Traum. Ich wagte nicht, meine Gefühle zuzulassen, spürte meistens nur die Anspannung in meinem Inneren. An Klaus lernte ich einen neuen Gesichtsausdruck kennen, wenn mir die Tränen kamen. Das Ist-es-wieder-so-weit-Gesicht, das er, so gut es ging, hinter einer liebevollen Deckung versteckte.

Seitdem mein Kind tot zur Welt gekommen war, fehlten mir oft die Worte. Und es fehlten mir die Bilder, um mir Zukunft auszumalen. Um morgens aufzustehen und mit Energie den Tag zu gestalten. Ich erledigte Aufgaben, die sich mir stellten, aber ich hatte keine Freude mehr daran, dass etwas gelang.

Es gab Menschen, die mich wissen ließen, dass sie mit mir fühlen. Frauen, die wie ich einen Verlust erlitten hatten. Ich konnte über meinen nicht sprechen, darum weiß ich fast nichts über ihren. Sie waren diskret, und ich wich ihnen aus. Immer in der Angst, die Fassung zu verlieren.

Es gab auch andere. Eine redete scheinbar ungerührt drauflos. Dass sie gleich nach dem ersten Sex schwanger war und dann nie mehr. Abtreibung mit siebzehn. Und löffelte weiter ihr Eis.

Einen sehr wichtigen Brief schrieb mir eine Frau in meinem Alter, die auch, wie ich erst jetzt erfuhr, ein Kind verloren hatte. Sie habe sich in diesem Sommer auf innige Weise mit mir verbunden gefühlt.

Doch ich mochte dies nicht aussprechen, weil ich Angst hatte, Dir zu nahezutreten, und weil man bekanntlich weder Glück noch Schmerz wirklich teilen kann … und so weiß ich auch, dass die Erfahrung anderer Frauen, zunächst einmal, wenn es geschehen ist, nicht helfen kann. Eines nur hätte ich Dir gern gesagt: Die Liebe eines kinderlosen Paares, so hat es sich zwischen W. und mir herausgestellt, kann etwas Wunderbares sein. Ich wünsche Dir und Euch, dass die Trauer Euch nicht allzu sehr niederdrückt und Eure Verbindung stärkt.

Ihre Anteilnahme berührte mich sehr. Mehr, als ich ihr zeigen konnte. Ich fürchtete tatsächlich, Klaus zu verlieren, denn der Tod eines Kindes führt oft zur Trennung. Abtreibung erst recht. Das hatte ich bei anderen Paaren gesehen. Ihr Brief tröstete mich.

Es kostete mich viel Kraft, mit meinen Gefühlen zurechtzukommen. Und ich hoffte auf die sprichwörtlich heilsame Wirkung der Zeit. Arbeitete hart, während meine seelische Verletzung unversorgt blieb. Aber je weiter ich meinen Kummer wegschob, desto größer wurde er manchmal.

Weihnachten rückte näher und damit der zu Anfang der Schwangerschaft errechnete Geburtstermin unseres Kindes. Beim Einkaufen in der vorweihnachtlichen Stadt wurde mir der Trubel plötzlich zu viel, und ich rettete mich in eine Kirche. In warmes Licht getaucht, sah ich schon vom Eingang aus die Weihnachtskrippe, und ich ging näher, um sie mir anzusehen. Die Figuren von Maria und Josef waren lebensgroß. Etwas unförmig und staksig standen um sie herum die Tiere im Stall. Als ich in die Krippe schaute, schossen mir Tränen in die Augen. Die Krippe war leer.

Ich spürte immer wieder, ich war nicht sehr belastbar, war noch viel zu durcheinander. Es fühlte sich an wie eine Wunde, aus der ich leise blutete. Und ich konnte nichts tun, nur warten darauf, dass ich wieder gesund werde.

Als ich auch beim dritten Versuch nur einen Termin bei der Vertretung meiner Gynäkologin bekam, begann ich mich zu fragen, ob die Ärztin befürchtete, ich könne zu viel von ihrer Zeit beanspruchen, wenn ich in ihre Sprechstunde käme. Zeit, die sich nicht kostendeckend abrechnen ließ. In einem Schreiben hatte sie schon lange vor meiner Schwangerschaft die »Sehr geehrte liebe Patientin« auf die nachteiligen neuen Gebührenordnungen hingewiesen. Ein Schreiben für »alle Patientinnen, die bei einer gesetzlichen Krankenkasse – also nicht privat – versichert sind«, wie es überdeutlich im Briefkopf hieß.

Danach werden von den gesetzlichen Krankenkassen für die frauenärztliche Betreuung innerhalb von drei Monaten für Beratung, Behandlungen und Verordnungen pauschal bis zu DM 19.-- vergütet – sozusagen als Grundversorgung.

Deshalb bieten wir Ihnen die über die Grundversorgung hinausgehenden – jedoch nach dem heutigen Wissensstand sehr sinnvollen – ärztlichen Leistungen gegen ein von Ihnen zu entrichtendes

Privathonorar an. Hierzu gehören insbesondere die Ultraschallunter-
suchung der Gebärmutterschleimhaut bei Patientinnen, die Hormone
einnehmen, sowie die Ultraschalluntersuchungen der Brust, die zwar
die Mammographie bis heute nicht ersetzt, aber wesentliche Aussagen
über den Zustand des Brustgewebes machen kann.

Bitte lassen Sie sich bei der Anmeldung eine Liste mit den hier
infrage kommenden Leistungen und Honorarangaben aushändigen.
Über den beglichenen Betrag erhalten Sie eine quittierte Rechnung,
die Ihnen allerdings von Ihrer Krankenkasse nicht erstattet wird.

Mit meiner Verzweiflung über die Abtreibung wuchs meine Ver-
bitterung gegenüber der Frauenärztin. Ich fühlte mich von ihr
abgefertigt, statt gut betreut. Vielleicht hatte es ja auch deshalb
so lange gedauert, dachte ich wütend, bis sie die Schwangerschaft
bei mir diagnostiziert hatte. Da musste erst mal ein Rezept gegen
Mastopathie reichen. Alles andere hätte sie möglicherweise zu
viel Zeit gekostet. Und wäre eventuell von der Krankenkasse
nicht honoriert worden.

Auch für ausreichende Informationen, auf deren Grundlage
ich eine Entscheidung für oder gegen den Ultraschall hätte
treffen können, hatte sie keine Zeit gehabt. Jedenfalls hatte sie
sich keine Zeit dafür genommen. Und hatte den Ultraschall
nicht als Teil von pränataler Diagnostik deutlich gemacht. So
ein Gespräch wird nicht extra vergütet, sondern ist Teil der als
niedrig geltenden Schwangerschaftspauschale.

Darum wusste ich auch erst, wonach die Ärztin schon beim
Ultraschall routinemäßig gesucht hatte, als es bereits zu spät
war. Ultraschall als diagnostisches Mittel zur frühzeitigen Ent-
deckung von möglichen Chromosomenabweichungen. Ich hatte
mich bewusst und der Ärztin gegenüber sehr deutlich gegen
Chorionzottenbiopsie und Amniozentese entschieden, ohne zu
ahnen, dass sie bei mir schon mit Hilfe des Ultraschalls nach
Hinweisen auf Chromosomenabweichungen suchen würde.

Vielleicht hätte die Literatur über Schwangerschaft, die es in Buchläden gibt, mich rechtzeitig gewarnt, aber bis heute finde ich darin zum Thema Pränataldiagnostik nur spärliche Hinweise. Und eigentlich hatte ich in der Anfangszeit der Schwangerschaft noch gar nicht damit begonnen, mich theoretisch mit dem Thema zu befassen, schwelgte in den ersten Wochen einfach nur in Glücksgefühlen. War von ganzem Herzen guter Hoffnung.

Bis mich die Diagnose der Ärztin in einen Schockzustand versetzte. *Die Ambivalenz wird bleiben.* Mehr hatte sie nach dem Abbruch nicht dazu zu sagen.

∾

Es gibt inzwischen eine große, von der Europäischen Union geförderte empirische Studie, die die Auswirkungen von pränataler und genetischer Diagnostik auf Frauen, ihre Partner und die Beziehung zwischen den Partnern untersucht. Forscherteams verschiedener Disziplinen aus Deutschland, England, Griechenland, Italien, Schweden und sogar Israel haben sich daran beteiligt. Ziel der Studie war es herauszufinden, wie Menschen mit den ethischen Konflikten umgehen, die sich aus dieser Art medizinisch-technischen Fortschritts ergeben, und welche Langzeitfolgen hochproblematische Entscheidungen verursachen können, die werdende Eltern nach pränataldiagnostischen Untersuchungen getroffen haben.

Das mehr als eine Million Euro teure EU-Projekt trägt den Namen *EDIG – Ethical Dilemmas due to Prenatal and Genetic Diagnostics.* Diese Studie über »Ethische Dilemmata der pränatalen und genetischen Diagnostik« soll dazu beitragen, in der Öffentlichkeit das Bewusstsein dafür zu schärfen, welche Konflikte im Rahmen moderner Biotechnologien wie Pränataldiagnostik entstehen können. Dabei geht es nicht zuletzt darum, dieses in der Gesellschaft bisher nur unzureichend reflektierte

Thema nicht weiterhin Schwangeren und ihren Partnern allein aufzubürden und um Möglichkeiten, Menschen in Konfliktsituationen angemessener unterstützen zu können.

Die Arbeit an der Studie begann im September 2005, erste Ergebnisse lagen 2008 vor. Sie bestätigen, dass gesellschaftlich immer noch weitgehend tabuisiert wird, wie Eltern es verkraften, über Leben und Tod ihres ungeborenen, vielleicht behinderten Kindes entscheiden zu sollen. Und dass Betroffene mit der Entscheidung vielfach nicht nur überfordert sind, sondern dass sie den Entscheidungskonflikt auch als traumatisierend erleben, wie die Leiterin der Studie, Marianne Leuzinger-Bohleber, schreibt.[85]

Ein Schwangerschaftsabbruch nach Pränataldiagnostik, aber auch die Geburt eines schwerstbehinderten Kindes, ist für die meisten Eltern eine große psychische Belastung und kann noch Jahre später zu schweren Depressionen oder anderen psychischen Erkrankungen führen, heißt es in der Studie. Mögliche Schutzfaktoren scheinen zu sein, wie die Partner und Familien der Schwangeren, aber auch wie die Fachleute aus Medizin und Beratung sich verhalten. Darüber hinaus spielt es ebenfalls eine Rolle, ob in der Gesellschaft offen über ethische Dilemmata gesprochen wird. Auch deshalb, weil der Verlust des Kindes dann anders betrauert werden kann.[86]

Pränataldiagnostik mit ihren möglichen Folgen ist nicht nur ein sehr persönliches Thema für Schwangere, sondern auch ein aktuelles gesellschaftliches Thema innerhalb der heutigen Bioethikdebatte. Die zukünftige Entwicklung lässt erwarten, so die Studie, dass die Entscheidung über Leben und Tod eines Fötus eines der großen ethischen Dilemmata in modernen Gesellschaften sein wird, nicht nur in der Europäischen Union, sondern weltweit. Dort, wo die Technologie zur Verfügung steht, wird Pränataldiagnostik auch angewandt. Massenhaft.

Das Entscheidungsdilemma, das durch die Pränataldiagnostik entsteht, verursacht persönliches Leid, belastet Familien und kann zu langfristigen Reaktionen wie Depressionen oder anderen psychischen Störungen führen, wie die Studie zeigt. Dies kann hohe ökonomische und soziale Kosten verursachen. Betroffen davon sind alle sozialen Schichten, beide Geschlechter und alle Altersgruppen. Daher ist es wichtig, dass diesen Dilemmata zunehmende Aufmerksamkeit und Sensibilität entgegengebracht wird und dass Strategien im Umgang mit hieraus erwachsenen Problemen entwickelt werden, so die Studie. Nicht nur für Einzelne und ihre Familien, sondern für die Gesellschaft als Ganzes.[87]

Ich hatte einen neuen Termin mit der gynäkologischen Praxis gemacht. Inzwischen wusste ich schon, dass nur noch die Vertretung meiner ehemaligen Frauenärztin Zeit für mich haben würde. Schon monatelang hatte ich keine Blutungen mehr gehabt, und dann setzten sie, im Widerspruch zum Waschzettel der Pillenpackung, plötzlich während der Hormontherapie ein. Weder körperlich noch seelisch schienen die Medikamente mir gutzutun. Ich hatte Unterleibsschmerzen und war in keiner guten Verfassung.

Zufällig begegnete ich meiner ehemaligen Gynäkologin an der Rezeption. »Wie geht es Ihnen?«, fragte sie strahlend. Ich antwortete leise und merkte, wie mir Tränen in die Augen schossen. Spontan bot sie mir einen Termin für den nächsten Tag an. Damit hatte ich nicht gerechnet.

Ich war überpünktlich und setzte mich nach der Anmeldung ins Wartezimmer. Es war später Nachmittag und, wie es schien, nicht viel los. Nur wenige Minuten nach meiner Ankunft wurde ich gerufen und aufgefordert, vor der Tür von Frau Doktor Platz zu nehmen. In einer kleinen Nische, groß genug für zwei.

Ich saß dort nicht allein. Neben mir bemühte sich eine Mutter, ihren neugeborenen Säugling zu beruhigen. Ein völlig normaler Vorgang. Nur für mich nicht. Hier neben einer Frau zu sitzen, die vor Kurzem ein gesundes Kind zur Welt gebracht hatte, war extrem bedrückend. Ich versuchte, mich abzulenken, aber es gelang mir nicht. Es war kaum auszuhalten. Immer häufiger schaute ich auf die Uhr, hoffte mit zunehmender Unruhe darauf, dass die Tür aufginge und ich dieser Situation entkommen könnte.

Doch die Tür ging nicht auf. Nach zwanzig Minuten wurde es unerträglich für mich. Ich gab mir größte Mühe, irgendetwas zu lesen. Unmöglich. Ich versuchte, mich auf das bevorstehende Gespräch mit der Ärztin zu konzentrieren. Und ich sagte mir, bleib sitzen, bleib wenigsten noch zehn Minuten hier sitzen.

Zehn Minuten später saß ich immer noch da, und ich wusste, ich muss weg. An der Rezeption standen Patientinnen, die gerade in die Praxis gekommen waren, es wurde beratschlagt und gescherzt. Mir war zum Heulen zumute. Den Sprechstundenhelferinnen meine Gefühle zu erklären, war mir zu peinlich. Sonst hätte ich es getan. Ich konnte nur noch daran denken, die Praxis möglichst schnell zu verlassen.

Die Ärztin nahm sich Zeit für einen Brief an mich. Was mir einfiele? Überall in der Praxis habe man nach mir gesucht! Ich könne doch nicht erwarten, dass alle Räder für mich stillstehen!

»Ich habe nie erwartet, dass alle Räder für mich stillstehen«, schrieb ich einige Tage später zurück. »Oder auch nur ein Teil der Maschine. Aber können Sie sich vorstellen, wie es mir geht? Erst vor Kurzem habe ich etwas gefunden, das mir hilft, meine Erfahrungen nach dem Abbruch etwas besser einzuordnen und meine mir selbst manchmal nicht nachvollziehbaren Reaktionen zu erklären. Ein Buch. *Gute Hoffnung – Jähes Ende.* Geschrieben von Hannah Lothrop.[88] Dort werden Anregungen und Antworten auf Fragen gegeben, die ich in meiner Not im letzten Jahr nicht einmal formulieren konnte.

Ich wünschte, ich hätte dieses oder ein ähnliches Buch in Ihrem Wartezimmer entdeckt. Schon bevor ich in die Klinik ging. Aber bei Ihnen gibt es so etwas nicht. Warum nicht? Sie werden doch sicher häufiger mit Patientinnen konfrontiert, die in genau der gleichen Lage, genauso verzweifelt sind, wie ich es im letzten Sommer war oder jetzt bin.

Warum bieten Sie nur so wenig Unterstützung an, wenn Sie doch wissen müssten, was Frauen durchmachen? Die Ambivalenz wird bleiben, war alles, was Sie mir gesagt haben darüber, was seelisch auf mich zukommt oder was mir bei der Verarbeitung des Verlustes helfen könnte.

Ich habe Schwangerschaft, Geburt, Tod und beginnendes Klimakterium innerhalb von wenigen Wochen erlebt. Und ich frage mich, darf man sich bei Ihnen damit so schwertun?«

Und eins ist mir natürlich klar, alle Räder stehen doch nicht still, weil eine Kassenpatientin es will. Diesen letzten Satz schrieb ich nicht, sondern dachte ihn nur. Meinen Groll auf die Ärztin verpackte ich stattdessen in der Bemerkung, mir gehe das Keine-Angst-vor-Falten-Plakat in ihrem Wartezimmer nicht aus dem Kopf. Ich dankte förmlich, mit freundlichen Grüßen. Und suchte mir eine neue Gynäkologin.

Was sollte ich noch bei ihr? Die Natur hatte nach Meinung dieser Ärztin ja nicht vorgesehen, dass Frauen nach der Menopause weiterleben. Es sei denn mit Hormonen. Und Rezepten auf Privatkosten.

Vielleicht musste ich es einfach so sehen: Sie hatte vom Baum der wissenschaftlichen Erkenntnis gegessen und glaubte jetzt möglicherweise selbst den Verheißungen der Schlange am Äskulapstab der Pharmaindustrie. Oder wollte sie nur ihre Einnahmen steigern? Was bedeutete ihr Engagement für Anti-Aging durch Hormone und Faltenwegspritzen? Konnte sie so den unerträglichen Gedanken an die eigene Sterblichkeit unterdrücken? Schluckte sie selbst die Wunderpillen, die ewige Jugend verheißen?

Mein Kind war tot, und ich war enttäuscht und wütend über die Art, wie sie in dieser schlimmsten Krise meines Lebens mit mir umgegangen war.

∾

Pränatale Diagnostik stellt sehr widersprüchliche Anforderungen an Schwangere. Einerseits ist es ihre Aufgabe, ihr Kind zu beschützen. Körper und Seele sind schon durch die veränderte Hormonlage darauf geradezu programmiert. Und die Ultraschallbilder fördern bereits sehr früh in der Schwangerschaft eine emotionale Bindung zum ungeborenen Kind.

Andererseits zwingt ein noch ausstehendes Befundergebnis der pränatalen Diagnostik gewissermaßen aus Selbstschutz dazu, möglichst distanziert zu den eigenen Gefühlen zu bleiben, um den schwer erträglicher Zustand einer *Schwangerschaft auf Probe* auszuhalten. Gedanken und Wünsche, die mit dem Kind verbunden sind, werden zurückgehalten, denn potenziell steht die Schwangere mit einem problematischen Ergebnis der Untersuchung vor der Entscheidung, die Schwangerschaft abzubrechen.

Die meisten Frauen empfinden dies als die eigentliche Zumutung der Pränataldiagnostik. Und nehmen die Belastung trotzdem auf sich in der Hoffnung, sich bestätigen lassen zu können, dass ihr Kind gesund ist. Dabei wird verdrängt, dass Pränataldiagnostik dies nicht wirklich leisten kann, weil mit den Untersuchungen nur bestimmte Befunde ausgeschlossen werden können, andere hingegen nicht.[89]

Eine gewisse Sprachlosigkeit beim Thema Pränataldiagnostik ist sehr verbreitet und ein Grund mehr dafür, weshalb Ärztinnen und Ärzten dabei so viel Macht von Schwangeren eingeräumt wird. Wahrscheinlich hofft jede Frau im sensiblen Zustand einer Schwangerschaft, ihre Gynäkologin stehe ihr mit all ihrer Erfahrung schützend und hilfreich zur Seite. So wie früher die Hebamme, die heute oft erst in Geburtsvorbereitungskursen und im Kreißsaal ins Spiel kommt.

Also sucht die Schwangere bei der Gynäkologin die so inständig gewünschte Sicherheit. Und für die Maßnahmen der pränatalen Diagnostik gilt dann oft unausgesprochen das Motto: Augen zu und durch. Heißt es doch im Mutterpass schon auf der ersten Seite: *Beraten Sie sich mit Ihrem Arzt und befolgen Sie seine Ratschläge!*

Im Nachhinein sind viele Frauen zwar froh, dass sie Pränataldiagnostik in Anspruch genommen haben, aber das liegt auch daran, dass sie bei unauffälligem Ergebnis davon ausgehen, dass ihr Kind gesund sein wird. Die meisten Kinder kommen ja auch gesund zur Welt. Selbst ohne die Untersuchungen. Und nur eine kleine Minderheit der Schwangeren beklagt dann noch den Stress und die Verunsicherung.

Die Selbstverständlichkeit, mit der Pränataldiagnostik heute angewandt wird, nimmt keiner Frau die in der Konsequenz unmenschliche Entscheidung ab. Sie zeichnet sie allerdings vor. Und zwar so, als sei alles nur zu ihrem Besten. Und das Richtige für ihr Kind. Vorübergehend blind genau das zu glauben, ist sehr verständlich. Und trügerisch.

Für die Unsicherheiten, Ängste und Befürchtungen Schwangerer hält die Medizin technologische Lösungen bereit. Für ausführliche Gespräche, welche die Gefühle und die individuelle Lebenssituation der Frau oder des Paares berücksichtigen, bleibt in der gynäkologischen Praxis schon aufgrund der gering honorierten Beratungszeit kein Raum.

Umso wichtiger sind die Angebote, die öffentlich finanzierte Beratungsstellen machen. Im besten Fall ergänzen sie die Arbeit der Mediziner, die in der Regel nicht über eine qualifizierte Ausbildung in Gesprächsführung verfügen.

Die meisten Frauen wissen jedoch nur sehr begrenzt über solche Beratungsmöglichkeiten jenseits der ärztlichen Praxis Bescheid. Beratungsangebote, die über medizinische Informationen hinausgehen. Die gerade die emotionalen und sozialen Faktoren, mit denen werdende Eltern zu kämpfen haben, in den Mittelpunkt stellen. Wo widersprüchliche Gefühle, Ängste und Zweifel ernst genommen werden und geschulte Beraterinnen helfen, individuelle Lösungsansätze zu entwickeln.

Die rechtliche Verpflichtung für Ärzte, Schwangere auf dieses kostenfreie Angebot für werdende Eltern hinzuweisen, ist das Herzstück der Reform des 2010 geänderten Schwangerschaftskonfliktgesetzes. Obwohl es diese Beratungsmöglichkeit auch schon vor 2010 gab, zielt das Gesetz besonders darauf ab, das psychosoziale Beratungsangebot noch besser bekannt zu machen. Von Ärzten kam bis zur ausdrücklichen gesetzlichen Verpflichtung nur allzu selten die Information über das Recht auf zusätzliche Beratung. Und wurde deshalb auch von Schwangeren kaum wahrgenommen.

∽

Es kostete mich viel Kraft, arbeitsfähig zu bleiben, aber ich hatte nicht den Mut, mich schwach zu zeigen. So wie es inzwischen wohl oft im Berufsleben vorkommt in einer Arbeitswelt, die Menschen ständig dazu antreibt, ihre Nützlichkeit für den Job zu steigern und ihre Kräfte als Ressource für den Markt kontinuierlich weiterzuentwickeln. Schwäche ist da völlig fehl am Platz. Muss versteckt werden. Eine komplizierte Maskerade. Und sehr mühsam.

Ich orientierte mich an meinen Aufgaben und hatte sogar das Gefühl, dass die Arbeit mir half, den Tag zu überstehen. Mit Disziplin versuchte ich, so gut es ging, meinen Platz im normalen Leben wieder einzunehmen. Die Fassade aufrechtzuerhalten. Mit größter Anstrengung.

Mehr und mehr verlor ich allerdings das Interesse an dem, was um mich herum vor sich ging. Meine Arbeit tat ich weiterhin konzentriert, und die Ergebnisse konnten sich auch ohne meine innere Beteiligung sehen lassen, vor allem aufgrund meiner langjährigen Berufserfahrung. Doch alles war fast nur noch die Konsequenz von Disziplin, nicht von überzeugtem Engagement und Freude an dem, was ich tat.

Ich war nach dem Schwangerschaftsabbruch extrem feinfühlig geworden. Misstrauisch. Legte Worte oft auf meine geheime Goldwaage. War empfindlich und leicht verletzbar.

Dann versagte mir zum ersten Mal die Stimme. Die Verdrängung meines Schmerzes begann, sich bemerkbar zu machen. Was durfte ich fühlen, was durfte ich zeigen und was nicht?

Aktiv bleiben, weitermachen, nach außen hin fast so, als sei nichts passiert. Mein Gefühl war, so wurde auch mit mir umgegangen. Bloß nicht dran rühren. Vorbei ist vorbei.

Immer wieder spürte ich die Wunde, die nicht heilte. Je mehr ich zu tun hatte, umso weniger Zeit blieb allerdings für den Schmerz. Eine Möglichkeit, mich zu stabilisieren, so hoffte ich. Auch Klaus schien vergessen zu wollen.

Bevor ich lernte, besser für mich zu sorgen, nicht mehr einfach über die Signale hinwegzugehen, die mein Körper mir gab, spürte ich bei Stress manchmal, wie sich meine Kehle verengte, fast unauffällig. Sprechen wurde dann zu einem Raunen, als habe sich ein Pelzmäntelchen über meine Stimme gelegt. Bis es mir wieder die Sprache verschlug. Und oft kämpfte ich an gegen eine lähmende Müdigkeit, gegen das Bedürfnis, auszusteigen aus der Gegenwart und in eine andere Realität einzutauchen.

Viele Jahre lang hatte ich mir ein Kind gewünscht. Nur wenige wussten davon. Als ich Leon so schnell wieder hergeben musste, war ich zutiefst verletzt und fühlte mich gedemütigt. Ein großer Wunsch schien für kurze Zeit wahr zu werden. Aber statt wirklich in Erfüllung zu gehen, war ich am Ende tief beschämt über meine Unfähigkeit, Leon zu schützen. Und ich schämte mich dafür, beschämt zu sein. Wollte unbedingt verhindern, dass man es mir anmerkt. Es war ein Teufelskreis.

Ich hatte mich im Schock der Diagnose dem gesellschaftlichen Zwang unterworfen, ein gesundes Kind zur Welt zu bringen. Mich den behandelnden Ärzten gegenüber nicht rigoros genug zur Wehr gesetzt, als sie nur einen Abbruch der Schwangerschaft für angemessen hielten. Ich war zu schwach gewesen, mich gegen diesen allseits spürbaren Konsens zu stellen. Aus dem Wunsch aller Eltern – Hauptsache gesund! – war Zwang geworden.

Gibt es keinen Platz mehr für Menschen, die den Normen der Leistungsgesellschaft nicht gewachsen sind? Wird der Wert von Menschen nur nach ihrer Leistung beurteilt? Durch inneren Rückzug und die Verschleierung meiner Gefühle hatte ich nach dem Abbruch versucht, mich zu schützen. Und glaubte noch immer, allen Erwartungen an Belastbarkeit und Leistungsfähigkeit selbst entsprechen zu müssen. Lange genug hatte ich sie verinnerlicht, mich bereitwillig an herrschende Normen angepasst.

Dabei hatte ich Klaus gegenüber doch schon ganz zu Anfang deutlich gesagt, dass ich keine Fruchtwasseruntersuchung durchführen lassen will. Auch weil ich einem möglichen Entscheidungsdruck aus dem Weg gehen wollte. Ich wollte mich nicht rechtfertigen müssen. Und spürte während der Schwangerschaft mehrfach die Irritation anderer darüber, dass ich entschlossen war, auf die Fruchtwasseruntersuchung zu verzichten.

Was ich damals noch nicht wusste: Genau für die möglichst frühzeitige Diagnose von Fehlentwicklungen gibt es immer genauere pränatale Screenings. Das ist gemeint, wenn es heißt: Ein behindertes Kind muss doch nicht sein! Mein Recht auf Nichtwissen war mir damals nicht bekannt. Die betreuende Ärztin hatte es durch gezielte Diagnostik, ohne vorheriges Beratungsgespräch, verletzt, hatte mich so, nach heutiger Gesetzeslage sogar rechtswidrig, in einen für mich unlösbaren Konflikt gestürzt.

Einer Abtreibung zuzustimmen hatte, zusätzlich zur Trauer um Leon, mein Selbstbild so nachhaltig erschüttert, dass ich in eine tiefe seelische Krise geraten war. Irgendwann merkte ich, dass meine Gefühle verstummten. Ich konnte nicht mehr weinen, fühlte mich nur noch überanstrengt. Trostlos. Bedrückt. Schwer. Manchmal brachte die Musik, die ich in der Klinik gehört hatte, die Tränen zurück, aber ich fühlte mich davon nicht getröstet, sondern, im Gegenteil, wieder stärker verbunden mit Leon.

Ich traute mich nicht, meinen Schmerz zu zeigen, über meine Beschädigung zu sprechen, denn ich befürchtete, je länger mein desolater Zustand andauerte, umso unangemessener, peinlicher, banaler, verrückter, an den Haaren herbeigezogen, musste er auf andere wirken. Anstatt Mitgefühl zu erwarten, fürchtete ich den Vorwurf des Selbstmitleids. »Das will man ja eigentlich nicht hören«, hatte jemand gemurmelt, als ich zu Anfang einmal von meinem Krankenhausaufenthalt gesprochen hatte.

Ich war unfähig, offen zu sagen, was ich fühlte, und dabei eventuell ein Risiko einzugehen. Und machte es anderen mit meinen gefilterten Gefühlen nicht immer leicht, mit mir zurecht-zukommen. Oft war ich nicht wirklich präsent, denn ein wesent-licher Teil von mir hatte sich versteckt, lebte hinter einer Maske, zum Schutz.

Ich versuchte, so gut es ging, irgendwie weiterzuleben.

Pränataldiagnostik verspricht, Leid zu verhindern. Und es wird stillschweigend vorausgesetzt, dass dies auch geschieht. Leid, das pränatale Diagnostik selbst produziert, wird jedoch öffentlich kaum thematisiert. Welches Maß an Selbstbeherrschung, ja Selbstinstrumentalisierung nötig ist, um sich allen Ritualen der Medizin während der Schwangerschaft zu unterwerfen, können vielleicht nur diejenigen ermessen, die die Punktionsnadel selbst gespürt haben.

»In der Selbstinstrumentalisierung wird der Mensch zum Material für sich und für andere«, schreibt die Sozialwissen-schaftlerin Anne Waldschmidt und stellt fest, dass Pränatal-diagnostik menschliches Leben einer »Kosten-Nutzen-Analyse« unterzieht, damit nur derjenige Mensch zur Welt kommt, von dem erwartet werden kann, dass er der »Erfolgsorientierung seiner Umwelt im späteren Leben gerecht werden wird«.[90]

Dabei prägt der ängstliche Blick vieler Eltern auf den potenziellen Erfolg ihrer Kinder die Erfahrung von Elternschaft ja schon bei gesunden Kindern. Sind sie stark, robust, talentiert genug, um den Anforderungen an sie in Schule, Studium und Beruf gerecht zu werden? Erst viele Jahre später wird sich erweisen, ob die Entscheidungen im Hier und Jetzt die richtigen waren. Die Ökonomie pervertiert allzu oft die familiären Beziehungen, gerade und besonders schwerwiegend in der Gestaltung von Kindheit.

Menschen mit Down-Syndrom passen deshalb schon gar nicht in diese erfolgsorientierte Welt. Selbst mit professioneller Förderung und liebevollster Zuwendung können sie niemals reibungslos funktionierende Rädchen im Getriebe einer leistungs- und marktorientierten Gesellschaft werden.

Wahrscheinlich ist es auch das, was werdende Eltern so tief verunsichert, wenn sie erfahren, dass ihr Kind mit einem Handicap zur Welt kommen wird. Man spürt in der Gesellschaft eine Besessenheit zur Selbstoptimierung, die erschreckend ist. Nicht allein, dass das Altern mit dem Skalpell des Schönheitschirurgen verhindert werden soll, sondern auch Nasen, Brüste, Bauch und Hintern von Jüngeren werden nach gängigen Schönheitsidealen zurechtoperiert oder Fettpolster operativ abgesaugt. Da müssen Kinder natürlich ebenfalls perfekt sein.

Erst als ich die Unterlagen in meiner Krankenakte gründlich studierte, fiel mir auf, dass Leon aufgrund eines vorläufigen Befundes getötet worden war. Der Endbefund aus dem Labor zeigt ein Datum zehn Tage nach der eingeleiteten Geburt.

Endbefund 14.07.: Die Analyse aus der Direktpräparation der Zot-
ten wie auch nach inzwischen abgeschlossener Langzeitkultur ergab
ausnahmslos Metaphasen mit einem zusätzlichen Chromosom 21.
Es handelt sich um einen männlichen Chromosomensatz mit durch-
gehender freier Trisomie 21 (47, XY+21).

Das Ergebnis einer genetischen Analyse von Chorionzotten oder
Zellen im Fruchtwasser ist zwar, wie ich dem *Deutschen Ärzteblatt*
entnehme, bei einer Kurzzeitkultur nach ein bis drei Tagen verfügbar. Dieses gilt allerdings zunächst nur als vorläufiges Ergebnis.
Erst nach der Langzeitkultur, die zehn bis einundzwanzig Tagen
beansprucht, hat der Test die Bedeutung eines Endbefunds.[91] Aber
welche Schwangere schaut schon ins *Deutsche Ärzteblatt.*

Als ich während der Recherche zu diesem Buch in der Praxis
meiner ehemaligen Gynäkologin darauf wartete, meine Krankenakte einsehen zu können, habe ich im Wartezimmer nach
Informationsmaterial Ausschau gehalten, das Schwangere heute
über Pränataldiagnostik und die möglichen Folgen rechtzeitig
aufklärt. Es gab in der Praxis viel Lesestoff, und ich habe sorgfältig gesucht. Ich habe nichts gefunden. Auch nach hilfreichen
Veröffentlichungen für Eltern, die sich mit schwierigen Prognosen für die Gesundheit ihres Kindes auseinandersetzen müssen
oder die ihr Kind verloren haben, habe ich vergeblich gesucht.
Stattdessen entdeckte ich zusätzlich zu den vielen Lifestyle-
Magazinen ein Buch zu Mythos und Wirklichkeit von Schwangerschaft, das viel Mythisches enthielt.

Zwar stellt die Bundeszentrale für gesundheitliche Aufklärung
(BZgA) den Ärzten Informationsmaterial für Schwangere kostenlos zur Verfügung, damit diese die Broschüren an werdende Eltern
weitergeben. Aber solche Materialien lagen nicht in der Praxis
aus. In einer BZgA-Broschüre für Schwangere, die sich mit einem
auffälligen Befund nach Pränataldiagnostik auseinandersetzen
müssen, finden sich auch Informationen und hilfreiche Adres-

sen zum Leben mit einem geistig oder körperlich behinderten Kind und zum Leben von Menschen mit geistiger oder körperlicher Behinderung. Vielleicht erfährt die zutiefst beunruhigte Schwangere auch erst aus dieser Broschüre, dass es zum Thema Pränataldiagnostik in der Fachöffentlichkeit verschiedene Sichtweisen gibt.[92] Hinweise auf Organisationen, die für kritische Stellungnahmen gegenüber pränataler Diagnostik bekannt sind, wären allerdings vor einem auffälligen Befund hilfreicher. In der überarbeiteten Auflage von 2011 fehlt übrigens das *Netzwerk gegen Selektion durch Pränataldiagnostik,* eine Adresse, die 2009 in der Broschüre noch vorhanden war. Das lässt mich vermuten, dass auch auf Mitarbeiter der BZgA der Druck von Befürwortern der pränatalen Diagnostik nicht ganz unerheblich ist.

Nur widerwillig händigte mir in der Praxis meiner ehemaligen Frauenärztin die Sprechstundenhilfe ein eng bedrucktes Blatt zum Thema Ultraschall aus. Ich hatte es hinter ihr an der Rezeption in einem Ständer mit Informationsmaterial entdeckt. Eigentlich sei das nur für Schwangere, erklärte sie streng.

Anders als vermutet, wurde hier nicht über die möglichen Folgekonflikte einer Nackenfaltenmessung informiert, sondern die Hinweise dienten lediglich der Absicherung der Ärztin gegen übersteigerte Erwartungen an diese Methode der Untersuchung.

Auch bei guter Gerätequalität, größter Sorgfalt und Erfahrung des Untersuchers kann nicht erwartet werden, dass zu jedem Zeitpunkt der Schwangerschaft alle Fehlbildungen und Veränderungen erkannt werden können. Aus einem unauffälligen Ultraschallbefund kann nicht abgeleitet werden, dass das Kind normal entwickelt und gesund ist. Aufmerksam gemacht wird auch darauf, dass Chromosomenstörungen (z. B. Down-Syndrom) oder Stoffwechselerkrankungen mit Ultraschall nicht erkannt werden können. Mit Ihrer Unterschrift erklären Sie, dass Sie die Grenzen der Ultraschalluntersuchung zur Kenntnis genommen und verstanden haben.

Dass Chromosomenstörungen – zum Beispiel eine dem Down-Syndrom zugrunde liegende Trisomie 21 – mit Ultraschall nicht erkannt werden können, hatte ich bei meiner Schwangerschaft auch geglaubt. Inzwischen weiß ich, das ist nur die halbe Wahrheit. Vielfältiger denn je, wie ich im Wartezimmer der Gynäkologin feststellte, sind Materialien zum Thema »Anti-Aging«. Da wird jugendliche Frische für die Haut durch Hyaluronsäure versprochen, müden Augen und traurigen Mundwinkeln mit Spritzen der Kampf angesagt. Neuer Schwung und sinnliche Fülle der Lippen werden als maßgeschneidertes Produkt beworben.

Ein Hersteller von Anti-Aging-Produkten und Nahrungsergänzungsmitteln wirbt mit einem eigenen Magazin, das zunächst wie eine normale Zeitschrift daherkommt. Doch natürlich wirbt er ausschließlich für die eigenen Präparate sowohl in den Reportagen und Interviews als auch in den Anzeigen. Sogar für rezeptpflichtige Produkte.

Für mich sind das alles durchaus fragwürdige Informationen im Wartezimmer einer gynäkologischen Praxis. In der Rolle der Patientin werde ich umworben als Kundin. Die ärztliche Praxis wird zum Verkaufsraum. Und die Produktversprechen weisen alle in die gleiche Richtung: Attraktivität und Leistungsfähigkeit.

Idealer Muntermacher am Morgen und tagsüber bei erhöhtem Leistungsbedarf. – Bindet Fette im Magen-Darmtrakt und verhindert so die Aufnahme von übermäßigen Kalorien. – Zur Bekämpfung von Cellulite von innen und außen. – Schnellentkalker für die Gefäße. – Verbessert die Gehirnleistung und -funktion. – Steigert Vitalität und Leistungsfähigkeit. – Grundlage einer volleren und strafferen Brust. – Unterstützt die Regeneration der Leber, beschleunigt die Entgiftung nach fettreichen Mahlzeiten und Alkoholkonsum. – Zur Steigerung von Energie und Libido. – Die konzentrierte Kraft der Muttermilch stärkt das Immunsystem, hilft bei chronischer Müdigkeit, Burn-Out-Syndrom und beschleunigt Heilungsprozesse. – Aktiviert ein spezielles Langlebigkeitsgen und ist bisher die einzige Substanz, die nachweislich bei verschiedenen Organismen zu einer deutlichen Lebensverlängerung führt.

Obwohl das Heft mit den Anti-Aging-Produkten dazu auffordert, das Älterwerden nicht passiv zu erdulden, stellen die meisten Fotos Menschen dar, die nicht älter sind, als ich mir Adam und Eva im Paradies vorstelle, nachdem sie vom Baum der Erkenntnis gegessen haben. Bevor sie vertrieben wurden aus dem Garten Eden, damit sie nicht auch noch essen vom Baum des Lebens, wie es in dem alten Mythos heißt. Hat da die Angst vor dem Tod angefangen?

Als Logo der so werbenden Firma der Verjüngungsindustrie dient eins der berühmtesten Motive Leonardo da Vincis: Ein nackter Mann mit ausgestreckten Armen und Beinen, der mit seinen Fingerspitzen und Sohlen einen Kreis und ein Quadrat berührt, die ihn umgeben. Sein Nabel ist der Mittelpunkt des Kreises, sein Schritt Mittelpunkt des Quadrats. Ein Idealbild menschlicher Schönheit.

Leonardos Federzeichnung der fünf Ansichten eines Fötus oder seine Studie eines Fötus in der Gebärmutter im vierten Monat hätte ich in einer gynäkologischen Praxis angemessener gefunden und eher erwartet. Nicht nur, weil sie mich an meine Begegnung mit meinem Kind erinnern.

Doch dann begreife ich langsam. Hier geht es um etwas anderes: die käufliche Herstellung menschlicher Vollkommenheit. Den Menschheitstraum vom Jungbrunnen. Die Sehnsucht nach Unsterblichkeit. Teure Placebos gegen die Angst vor dem Tod. Ein Ziel so unerreichbar wie die Quadratur des Kreises. Und ein geradezu unerschöpflicher Markt.

Ein schöneres, besseres und längeres Leben wird Frauen versprochen, gesund, vital, voller Lebensfreude und Attraktivität. Und vielleicht passt es in unsere Zeit, wenn in der Selbstdarstellung der gynäkologischen Praxis der menschliche Körper mit einem Motor verglichen wird, dessen Verschleiß sich von außen beeinflussen lässt. Frauen wird deshalb von der Gynäkologin empfohlen, schon ab Mitte dreißig dem Alterungsprozess gezielt mit Vitaminen und Hormonen entgegenzuwirken. In Form von Cremes, Haarwasser, Tabletten oder Infusionen.

Anti-Aging-Therapie in einer gynäkologischen Praxis. Leistungen, die von den gesetzlichen Krankenkassen nicht übernommen, sondern von der Patientin privat gezahlt werden.

Mit dem Appell an Frauen, ihre Selbstverantwortung für Wohlbefinden und Gesundheit ernst zu nehmen, werden ihnen zweifelhafte Produkte verkauft. Sie sollen wollen, was sie sollen.

Geradezu selbstverständlich wird dabei ein instrumentalistisches Verhältnis zum eigenen Körper vorausgesetzt, das von den Frauen selbst gar nicht mehr erkannt wird als freiwillige Unterwerfung an Erwartungen von außen. Zwänge, die ihnen als Ausdruck weiblicher Autonomie verkauft werden. Anti-Aging ist darin nur eine Facette – und die Abtreibung eines nicht perfekten Kindes die dunkle Unterseite dieser glänzenden Oberfläche. In einem solchen Umfeld wird ein Schwangerschaftsabbruch vielleicht sogar als tatkräftige Bewältigung des eigenen Schicksals missverstanden. Und die Entscheidung, das Kind zu behalten, gilt im Umkehrschluss schlicht als unzeitgemäß. Und weniger wertvoll.

Für mich bleibt ungeklärt, ob Leon lebensfähig gewesen wäre. Bis heute weiß ich nicht, ob er wegen der Ödeme sterben musste oder einem Vollkommenheitswahn geopfert wurde. Mein Kind, so hatten die Ärzte mit der ganzen Autorität ihrer Profession gesagt, sei nicht lebensfähig.

Inzwischen weiß ich, Trisomie 21 allein ist nicht tödlich. Leon hätte vielleicht leben können. Bei einer Beratung, die das Ergebnis nicht vorweggenommen hätte. Die uns nicht in totale Auswegslosigkeit gestürzt hätte mit der Aussage: »Bei Ihnen ist alles viel schlimmer, als bei den Kindern, die unerkannt mit Down-Syndrom auf die Welt kommen. Weil jetzt schon so viel zu sehen ist.«

Er hätte vielleicht leben können bei einer Beratung, die auch auf die bestehenden Entwicklungschancen meines Kindes und auf mögliche Unterstützung im Fall der Geburt eines behinderten Kindes hingewiesen hätte. Frühförderung, die es vielleicht sogar am ehesten dann gibt, wenn man, wie wir, in einer Stadt lebt.

Therapeutische Hilfen wie Ergotherapie, Logopädie, Krankengymnastik fördern die Entwicklungschancen von Kindern mit Down-Syndrom. In den USA werden Medikamente erprobt, die die Gehirnfunktionen verbessern könnten. Förderunterricht und gemeinsamer Schulbesuch von behinderten und nicht behinderten Kindern wird in Schulgesetzen versprochen. Der medizinische Fortschritt verbessert ihr Leben. Und er ist gleichzeitig ihr größter Feind.

Meine neue Gynäkologin zeigte für meine Verfassung zunächst durchaus Verständnis. Ich hatte sie ausgewählt, weil sie eine therapeutische Zusatzausbildung hatte und ich auf menschlicheren Umgang hoffte. Empfehlungen für andere Frauenärztinnen waren schon an der Frage gescheitert, ob ich privat versichert bin. »Tut mir leid, Frau Doktor nimmt nur Privatpatientinnen«, war die Standardauskunft am Telefon. Die Arroganz dieser Absagen machte mich wütend, denn ich hatte mich aus Überzeugung gegen eine private Krankenversicherung und die Zweiklassenmedizin entschieden, obwohl ich viel Geld damit gespart hätte.

Die neue Gynäkologin zeigte zwar Verständnis, doch fand ich ihren Vorschlag sehr befremdlich, mir zur Aufhellung – wie sie es nannte – Antidepressiva verschreiben zu lassen.

»Sie verschwenden kostbare Lebenszeit, Sie müssen sich helfen lassen«, insistierte sie. »Sie müssen die Kontrolle über Ihren Körper abgeben.«

Ich war wie vor den Kopf gestoßen. Die Kontrolle über meinen Körper hatte ich in der Klinik abgegeben, zu einem verdammt hohen Preis. Ich war überzeugt, dass es der Verlust meiner Autonomie während der Schwangerschaft gewesen war, der mich dahin gebracht hatte, wo ich jetzt war. Selbst eine Betäubungsspritze beim Zahnarzt konnte mich seitdem aus der Fassung bringen. Mein Vertrauen in das medizinische System hatte ich längst verloren.

Was verleitete Frauenärzte, seien sie weiblich oder männlich, zu solch einer Bevormundung ihrer Patientinnen? Hatte ich über Jahrzehnte immer nur schwarze Schafe erlebt, oder gab es etwas, was viele Ärzte verbindet, vermittelt durch Ausbildungsstandards oder von der Pharmaindustrie geförderte Fortbildungen? Schon als Studentin hatte mich der erste Gynäkologe verblüfft. Ungefragt und ohne Notwendigkeit hatte er mir eine Dreimonatspackung Antibabypillen in die Hand gedrückt. Für alle Fälle.

Jahre später machte sich ein anderer Gynäkologe über mich lustig, als ich ein neues Diaphragma brauchte, das ich in den USA als das Verhütungsmittel meiner Wahl entdeckt hatte. Wie ich so eine veraltete Methode überhaupt in Betracht ziehen könne, mokierte er sich und holte erst, als ich beharrlich blieb, widerwillig ein Muster zur Anpassung. Aus seinem Museum, wie er betonte. Ob zur Verhütung oder zur Behandlung von Wechseljahrsbeschwerden – die Versuchung scheint groß zu sein, Patientinnen zur Hormoneinnahme zu drängen.

Und jetzt also Psychopharmaka. Als geradezu selbstverständlich wird ihre Wunderwirkung von vielen Medizinern akzeptiert. Vielleicht rechnet sich das ja auch für sie. Psychopharmaka gehören zu den weltweit am häufigsten verschriebenen Medikamenten. Eine der Haupteinnahmequellen der Pharmaindustrie.

Ich wollte keine Droge für mein Gehirn, die mir vorgaukelt, das Unerträgliche habe sich aufgelöst, wäre auf einmal erträglicher. Die mir Glückshormone in meine Trauer träufelt, damit ich besser funktioniere.

 ∽

In Deutschland werden heute doppelt so viele Antidepressiva genommen wie noch vor zehn Jahren. Die Wissenschaft führt den Anstieg von Depressionen auch auf die veränderten Lebensumstände im globalisierten 21. Jahrhundert zurück. Depressionen werden nach Schätzungen der Weltgesundheitsorganisation (WHO) im Jahr 2030 die häufigste Form der Erkrankung in Industrienationen sein.

Das persönliche Leid, das Betroffene, ihre Familien und Freunde durchmachen, lässt sich nicht in Zahlen ausdrücken. Die Schäden, die Depression verursacht, sind niemals zu beziffern. Berechnen lässt sich allerdings, was diese Krankheit die deutsche Volkswirtschaft jährlich kostet. So hat etwa ein führendes Versicherungsunternehmen den Kostenfaktor Depression berechnet, und ein Institut für Wirtschaftsforschung spricht in einer Veröffentlichung zum Thema Depression von Summen zwischen 15,5 und 21,9 Milliarden Euro.[93]

Wenn ein führendes Versicherungsunternehmen und ein Institut für Wirtschaftsforschung sich mit Depression beschäftigen, geht es nicht in erster Linie darum, wie die Krankheit unsere Seele belastet, sondern welche wirtschaftlichen Folgen sie haben kann. Psychische Belastungen, Burn-out und Depressionen sind zu einem Kostenfaktor geworden, der nicht mehr einfach ignoriert werden kann.

Interessant ist, dass inzwischen sogar die Genforschung eine Reihe von Genen identifiziert haben will, die womöglich die Wahrscheinlichkeit erhöhen, an Depression zu erkranken.[94] Ohne die genauen Ursachen zu verstehen oder die Fülle von biologischen Faktoren und Umwelteinflüssen zu berücksichtigen, werden von Medizinern und Genetikern in Blutproben und Zellabstrichen die biologischen Wurzeln für seelische Erkrankungen gesucht. Gene, die angeblich Menschen für Depression anfälliger machen.

Aus den genetischen Daten von Testpersonen werden Wahrscheinlichkeiten errechnet, was vermutliche Risiko-Gene sein könnten. Jedoch ist dies nicht mehr als ein statistisches Konstrukt. Wie groß der Einfluss der Gene wirklich ist, bleibt Spekulation.

Das sogenannte Gen ist hier nichts anderes als eine Variable in einem mathematischen Modell, schreibt Silja Samerski in ihrem

Buch *Die Entscheidungsfalle – Wie genetische Aufklärung die Gesellschaft entmündigt,* eine auch für Laien gut verständliche, kritische Auseinandersetzung mit moderner Gen-Gläubigkeit. Selbst Erkrankungen, die bisher als eindeutig umweltbedingt galten, werden durch die Verrechnung von Umweltdaten mit genetischen Daten inzwischen zum genetischen Problem erklärt. Das geht sogar so weit, dass genetische Grundlagen dafür erforscht werden, warum manche Menschen von Pestiziden, Abgasen und Weichmachern krank werden, andere aber nicht.[95]

Das Definieren, Diagnostizieren und Patentieren von Genen ist ein großes Geschäft, weiß Silja Samerski und warnt vor den daraus entstehenden neuen Entscheidungszwängen unserer Zeit, vor einem ökonomischen Denkstil und unternehmerischen Entscheidungsstrategien auch bei Pränataldiagnostik. Und sie warnt vor der Konstruktion einer vorweggenommenen Zukunft. Einer Zukunft, die mit Hilfe von Statistik und Wahrscheinlichkeitstheorie berechenbar und verfügbar erscheinen soll.

Könnte es nicht sein, so frage ich mich, dass es letztlich darum geht, Menschen insgesamt berechenbarer und verfügbarer zu machen? Indem man sie zu Kunden erzieht für immer neue Dienstleistungen und Untersuchungen, für Laborbefunde und Medikamente? Indem man Märkte schafft, die menschliches Leid als Rohstoff verwerten? Die Leid nicht verhindern, sondern käufliche Dienstleistungen zum persönlichen Risikomanagement anbieten?

Der Depressionsforscher Florian Holsboer, Leiter des Münchner Max-Planck-Instituts für Psychiatrie, geht davon aus, dass Gene bei der Entstehung von Depressionen eine wichtige Rolle spielen. Selbst wenn er einräumt, dass sie wohl nur selten allein verantwortlich für das Entstehen der Krankheit sind. Genetische Veranlagung und äußere Einflüsse greifen ineinander.

Die Zukunft der Depressionstherapie sieht Holsboer jedoch vor allem in der Entwicklung von Gentests und Biomarkern.

Diese seien allerdings erst noch zu erforschen und sollen ein erhöhtes Erkrankungsrisiko für Depression anzeigen, um in der Folge bessere Antidepressiva für erkrankte Patienten verfügbar zu machen.[96]

Natürlich geht es bei Forschungsaufträgen auch immer um die Akquise von Projektmitteln. Als Leiter einer gemeinnützigen Forschungseinrichtung arbeitet der Depressionsforscher zusätzlich als Unternehmer und Berater – für Firmen, die Antidepressiva herstellen.[97] Das übliche Modell: Grundlagenforschung aus Steuermitteln und privatwirtschaftliche Vermarktung.

Was das alles mit Pränataldiagnostik zu tun hat? Nun, zum einen ist ein Schwangerschaftsabbruch nach Pränataldiagnostik für die meisten Eltern eine große psychische Belastung und kann noch Jahre später zu schweren Depressionen oder anderen psychischen Erkrankungen führen, wie es in der von der Europäischen Union geförderten Studie *Ethical Dilemmas due to Prenatal and Genetic Diagnostics,* zu Deutsch: »Ethische Dilemmata der pränatalen und genetischen Diagnostik« (EDIG), heißt. Wird die Genforschung, die behinderte Kinder schon im Mutterleib identifiziert, bald maßgeschneiderte Tabletten entwickeln, die helfen sollen bei der Bewältigung des Traumas einer Abtreibung nach Pränataldiagnostik?

Die EDIG-Studie kommt zu komplexeren Antworten. Mögliche Schutzfaktoren gegen traumatisierende Folgen von Pränataldiagnostik sehen die Verfasser der Studie darin, wie die Partner und Familien der Schwangeren, aber auch wie die Fachleute aus Medizin und Beratung sich verhalten und welche Haltung in der Gesellschaft insgesamt zu diesem Thema besteht.[98]

Das ethische Dilemma, das mit einem problematischen Befund nach Pränataldiagnostik einhergeht, wird in unserer Gesellschaft nicht genug beachtet und bleibt für die Betroffenen oft unterschwellig vorhanden, so die Studie. *Die Ambivalenz wird bleiben.* Das hatte auch meine Gynäkologin schon prognostiziert.

Manche Paare kommen besser damit zurecht als andere, schreiben die Verfasser von EDIG, besonders wenn sie kompetente Unterstützung von professioneller Seite erhalten. Anderseits sei mehr Forschung nötig, um herauszufinden, wer infolge traumatischer Erlebnisse durch Pränataldiagnostik besonders anfällig für psychische Störungen sei. Denn manchmal zeigten sich Krankheitsanzeichen auch erst Jahre nach der Entscheidung.[99]

Bisweilen frage ich mich im Stillen, ob wir vielleicht bald damit rechnen müssen, dass eine Veranlagung zu Depression als Gendefekt identifiziert wird. Gar mit den Methoden der Pränataldiagnostik nach diesen Genen bei Kindern gesucht wird. Damit nur noch garantiert emotional stabile Menschen zur Welt kommen. Menschen die alles wegstecken, egal wie erschütternd die Erlebnisse auch sein mögen. Am Arbeitsplatz hört man ja schon mal: »Sensibelchen können wir hier nicht gebrauchen.«

Die Humangenetikerin Lisa Shaffer ist in den USA mehrfach als Unternehmerin des Jahres ausgezeichnet worden. Geehrt wurde sie unter anderem für den herausragenden wirtschaftlichen Erfolg und das außergewöhnliche Wachstum des von ihr geleiteten Unternehmens. Ihre Firma *Signature Genomics* startete 2003 mit drei Mitarbeitern. 2008 hatte sie schon mehr als hundertfünfzehn Angestellte und konnte einen Umsatz von mehr als achtzehn Millionen Dollar verzeichnen.

Die marktführende Stellung hat sich ihr Unternehmen erworben auf dem Gebiet von Gentests, die mit Hilfe von sogenannten Array-CGH-Chips durchgeführt werden.[100] Dazu gehören pränatale Tests auf der Basis von *Microarrays,* einer verfeinerten Screeningmethode, um vielfältige genetische Veränderungen bei Ungeborenen festzustellen.[101]

Der Begriff »Microarrays« ist eine Sammelbezeichnung für moderne molekularbiologische Untersuchungssysteme, die parallele Analysen von mehreren Tausend Einzelnachweisen in einer geringen Menge biologischen Probenmaterials erlauben. Es gibt verschiedene Formen von Microarrays, die manchmal auch als »Genchips« oder »Biochips« bezeichnet werden, weil sie wie ein Computerchip viele Informationen auf kleinstem Raum enthalten können.[102]

Aufmerksam wurde ich auf Lisa Shaffer durch einen Flyer, der von der Vereinigung *Pränatal-Medizin München* herausgegeben wird. Darin werben Frauenärzte und Humangenetiker dafür, mit Zellen, die für eine Chorionzottenbiopsie oder Fruchtwasseruntersuchung gewonnen werden, gleichzeitig eine »Pränatale Chip-Diagnostik« durchführen zu lassen. Das Spezialgebiet von Lisa Shaffer. Natürlich als privat zu zahlende IGeL-Leistung.

Durch die Entwicklung hochauflösender Array-CGH Chips sind heute sehr viel weiter gehende Detailuntersuchungen sicher möglich (array based cytogenetics). In den vergangenen Jahren wurde intensiv an der Entwicklung gearbeitet, heute ist die Diagnostik so sicher, dass sie bei der Untersuchung auffälliger Kinder zur Routine gehört. In der größten bisher vorliegenden Untersuchung (Lisa Shaffer, USA) wurden bei mehr als 30 000 Untersuchungen bei auffälligen Kindern und jungen Erwachsenen in 24 % pathologische Diagnosen gestellt! Bei vorgeburtlicher Diagnostik sollten Array-CGH Chips den Patientinnen nicht länger vorenthalten werden.[103]

Auffällige Kinder und junge Erwachsene. Wer kennt sie nicht. Störenfriede. Könnte Elternsein vielleicht noch besser gelingen, wenn man sie rechtzeitig entdeckt? Möglichst während der Schwangerschaft, damit sie gar nicht erst zur Welt kommen, um zu auffälligen Kindern und jungen Erwachsenen zu werden?

Eventuelle Fragen nach Risiken dieser Genchip-Analysen, die Eltern einmal mehr vor die Entscheidung über Leben und Tod ihres ungeborenen Kindes stellen können, beantwortet der Flyer folgendermaßen:

Die Beschäftigung mit bisher nicht bekannten Syndromen und Erkran-
kungen, der Aufwand der Klärung seltener Befunde, und die Unsicher-
heit über die richtige oder falsche Entscheidung im Zusammenhang
mit pränataler Diagnostik kann als Risiko verstanden werden.
Das Recht auf Nichtwissen kann berührt oder verletzt werden.
Nach einer auffälligen Diagnose kann man nicht zurück in die Naivi-
tät des Unwissenden vor der Diagnostik.[104]

Die Naivität des Unwissenden? Meint das etwas anderes als eine
kaum verhohlene Abwertung von Menschen, die sich nicht auf
alle medizintechnischen Spekulationen und Möglichkeiten einlassen wollen? Als »naiv« gelten in unserem Sprachgebrauch
Menschen, die über einen begrenzten geistigen Horizont verfügen und denen deshalb oft die Einsicht in notwendige Hand-
lungen fehlt. Diese Aussage ist an Überheblichkeit nicht zu
überbieten. Mir scheint, die Wahl des Begriffs »Naivität« lässt
unschwer erkennen, wo die Anbieter dieser neuen Diagnostik-
verfahren stehen.

Als Risiko gilt in der pränatalen Diagnostik ja nur das ungeborene Kind mit verdächtigem Befund. Meistens kann man vorgeburtlich zwar wenig über die tatsächlichen Auswirkungen im
Leben dieses Menschen oder seiner Familie sagen. Doch wenn
ein Kind erst durch die Qualitätsprüfung der Pränataldiagnos-
tiker gefallen ist, dann wird sein Leben infrage gestellt. Wird ein
vermeintlicher Mangel erst entdeckt, gilt die Schwangere oft als
verantwortungslos, wenn sie das Kind trotzdem austragen will.

»Naivität des Unwissenden« wertet eine Haltung ab, die
ethisch begründet ist. Die Haltung von Eltern, die ihr Kind so
annehmen, wie es ist. Es gibt ein gesetzlich verankertes Recht auf
Nichtwissen. Und genau das ist es, was im Flyer der *Pränatal-*
Medizin München missachtet wird.

Bei meiner Recherche stieß ich auch auf das Programm einer
Tagung der *Pränatal-Medizin München* im Februar 2010. Im

Mittelpunkt des Symposions stand das Down-Syndrom. »Am Beispiel Down-Syndrom wollen wir das Erreichte bewerten und Defizite benennen, vor allem aber auch über die schwierige Balance zwischen Individuum und Gesellschaft nachdenken«, heißt es in der Einladung.[105] Was ist gemeint mit der schwierigen Balance zwischen Individuum und Gesellschaft? Das Lebensrecht des Kindes, das Selbstbestimmungsrecht der Frau auf der einen Seite, und andererseits die gesellschaftlichen Kosten, inklusive Produktionsausfall? Ist die schwierige Balance zwischen Individuum und Gesellschaft wirklich ein Thema, für das Mediziner und Genetiker die geeigneten Fachleute sind?

Die Tagung fand übrigens statt zur Zeit der Einführung des neuen Gendiagnostikgesetzes und direkt nach Änderung des Schwangerschaftskonfliktgesetzes, die beide das Recht auf – ergebnisoffene – Beratung der Schwangeren stützen. Dazu heißt es bereits unmissverständlich in der Einladung der *Pränatal-Medizin München:* »Der Gesetzgeber drängt auf Beratung mit den Inhalten ›Leben mit einem behinderten Kind‹ und zwingt zur Information über die angebotenen Hilfen.«[106] Drängen und Zwingen deutet hin auf großen Unwillen bei denjenigen, deren Aufgaben von der neuen Gesetzeslage definiert werden, machtvollen Medizinern, die sich als alleinige Fachleute verstehen. Zum Thema Schwangerschaftsabbruch sieht das Tagungsprogramm ganze fünfzehn Minuten vor. Da wird nicht viel Zeit geblieben sein, um über die Folgen eines Abbruchs nach Pränataldiagnostik nachzudenken.

Es ist anzunehmen, dass in Zukunft der Druck auf Frauen sogar noch steigen wird, im Falle einer Schwangerschaft grundsätzlich Pränataldiagnostik in Anspruch zu nehmen. Und damit der Entscheidungsdruck, das Kind abzutreiben, wenn die Fahndung einen Verdacht auf Down-Syndrom nahelegt. Im Frühjahr 2011 häuften sich die Nachrichten über einen Bluttest, der mit hundertprozentiger Gewissheit Down-Syndrom schon im Blut der Schwangeren ermitteln soll – mit großem kommerziellen und medizinischen Potenzial, wie beteiligte Wissenschaftler betonten.

Seit Ende der neunziger Jahre wird an der Entwicklung des Verfahrens gearbeitet, das schon aus einer Blutprobe der Mutter eine Trisomie 21 bei ihrem Kind nachweisen kann. Unzählige winzige Bruchstücke der Erbanlagen des Ungeborenen gelangen – wie man inzwischen weiß – über die Plazenta in den Blutkreislauf der Mutter. Kann man diese Bruchstücke wieder zusammensetzen, braucht man keine Chorionzotten oder Zellen aus dem Fruchtwasser mehr, um genetische Aussagen über das Kind zu machen. Nicht-invasiv und gefahrlos für das Kind soll der Test sein – das ist das erklärte Ziel. Das stimmt natürlich nur so lange, bis tatsächlich eine Trisomie 21 entdeckt wird.

Inzwischen ist der Test marktreif. *MaterniT21* heißt er in den USA. Seit Herbst 2011 steht er Schwangeren dort ab der zehnten Schwangerschaftswoche zur Verfügung. Die Bearbeitung dauert acht bis zehn Arbeitstage und die Sicherheit der Ergebnisse soll bei mehr als neunundneunzig Prozent liegen. Für die definitive Diagnose ist allerdings zunächst weiterhin eine Chorionzottenbiopsie oder Amniozentese nötig.

Mütter aller Altersgruppen können ein Kind mit Down-Syndrom bekommen, informiert das börsennotierte US-Unternehmen für Biotechnologie *Sequenom* seine Kundinnen auf einer Internetseite zum neuen Bluttest.[107] Seit Februar 2012 ist der Test auch für den Nachweis von Trisomie 13 und Trisomie 18 zugelassen und heißt seitdem *MaterniT 21 Plus*.[108]

Schon einmal hatte *Sequenom* sich im Kampf um Wettbewerbsvorteile auf dem Markt ganz vorn gewähnt. Denn weltweit sind auch andere Biotechunternehmen an dem Wettlauf beteiligt. Zwischen Juni 2008 und Januar 2009 hatte *Sequenom* die Öffentlichkeit und vor allem Analysten und Investoren mehrfach über die Entwicklungserfolge informiert. Auf mehreren Konferenzen präsentierte die Biotechfirma überzeugende Daten für einen nahezu hundertprozentigen Bluttest zur Erkennung des Down-Syndroms bei Ungeborenen. Ab Juni 2009 sollte der Test auf dem Markt sein. Das Marktpotenzial des Verfahrens wurde von Experten auf rund zwei Milliarden Dollar beziffert. Die Wirkung blieb nicht aus: Innerhalb von fünf Monaten stieg der Wert der Aktie um das Fünffache.

Doch am 29. April 2009 musste *Sequenom* öffentlich zugeben, dass Testergebnisse gefälscht worden waren. Der Aktienkurs stürzte ins Bodenlose, verlor allein sechsundsiebzig Prozent direkt nach der Skandalmeldung. Staatsanwaltschaft und FBI wurden aktiv. Insidergeschäfte wurden aufgedeckt. Hochrangige *Sequenom*-Mitarbeiter wurden entlassen oder gingen freiwillig. Investoren strengten eine Sammelklage an – allen voran ein Pensionsfond für die Angestellten der Stadt Los Angeles. Um den Rechtsstreit außergerichtlich beizulegen, erklärte sich *Sequenom* im Januar 2010 bereit, vierzehn Millionen Dollar an Schadensersatz zu zahlen. Auch die amerikanische Börsenaufsichtsbehörde wurde wegen falscher Unternehmensangaben aktiv und drohte in einem Unterlassungsverfahren Sanktionen gegen *Sequenom* an. Die angeblich Hauptverantwortliche für den Betrug starb im Februar 2011 im Alter von zweiundsechzig Jahren. Ein Wirtschaftskrimi.

Doch das Unternehmen schaffte schon bald ein Comeback. In der deutschen Öffentlichkeit hört man von der kalifornischen Biotechfirma *Sequenom* im August 2011. In einer Presseerklärung der Konstanzer *GATC Biotech AG* gibt *Sequenom, Inc.* seine Zusammenarbeit mit der GATC-Tochter *LifeCodexx AG* bekannt. Als Verlobte lassen grüßen. Die erste kommerzielle Partnerschaft von *Sequenom* auf dem Gebiet der nicht-invasiven Pränataldiagnostik in Europa.

»Das ist der erste unserer von den USA aus geschlossenen Lizenzverträge, der einem Partner die Möglichkeit bietet, einen im Labor entwickelten Test auf Trisomie 21 kommerziell einzusetzen, was einen weiteren Schritt in die Richtung der Markteinführung des Tests und der Erreichung unserer für 2011 gesetzten Unternehmensziele darstellt«, erklärte Harry F. Hixson, Aufsichtsratsvorsitzender und Geschäftsführer der *Sequenom, Inc.*[109]

Es wurde ein Fünf-Jahres-Lizenzvertrag geschlossen, bei dem *LifeCodexx* bestimmte Zahlungen im Vorfeld sowie jährliche Lizenzgebühren für den Absatz der Tests bezahlt. Verständigt haben sich die Partner darüber hinaus auf eine Kooperation für die Entwicklung und Einführung weiterer Bluttests auf Chromosomenabweichungen. Für Deutschland, Österreich, die Schweiz und Liechtenstein. Wobei auch die Einführung in weiteren Ländern angedacht ist.

Im Kleingedruckten, genauer: im amerikanischen Anhang zu dieser Presseerklärung, stehen die Hinweise auf Risiken und Unsicherheiten dieses Zusammenschlusses. Börsennotierte Unternehmen sind in den USA zu solchen Hinweisen verpflichtet, wenn sie in der Öffentlichkeit über die von ihnen erwartete Geschäftsentwicklung berichten. Hier finden sich unter ferner liefen nicht nur eine Bemerkung bezüglich des Verfahrens, das vor der US-Börsenaufsichtsbehörde anhängig ist, sondern auch ein Verweis auf gesetzliche Regelungen, die bei der Zulassung von diagnostischen Produkten und Testverfahren von Bedeutung sein können. Ich frage mich, ob es eine öffentliche Diskussion zu diesen Tests in Deutschland geben wird. Und ob die Risiken durch das Gendiagnostikgesetz angemessen abgedeckt sind.

Auch das *Deutsche Ärzteblatt* hat die Pressemeldung über den Zusammenschluss von *Sequenom* und *LifeCodexx* im Herbst 2011 aufgegriffen.[110] Pikant an der Nachricht sei, so heißt es dort, dass das von Annette Schavan (CDU) geführte Bundesforschungsministerium die Firma *LifeCodexx* und ihr Projekt unter dem Dach der Initiative *Kleine und mittlere Unternehmen – Innovativ* fördert. Schavan habe sich kurz zuvor noch gegen die Präimplantationsdiagnostik ausgesprochen, bei der es nur um ein paar Hundert Fälle im Jahr geht. Der Bluttest für Down-Syndrom andererseits würde vielleicht schon bald allen Schwangeren angeboten. Innovativ und erfolgreich sei die Firma in der Tat, so das *Deutsche Ärzteblatt*. Der neue Test und seine möglichen Nachfolger besäßen das Potenzial, die Pränataldiagnostik nochmals zu revolutionieren.

Es gibt Stimmen, die den neuen Bluttest als Einstieg in eine umfangreiche genetische Analyse von Embryonen sehen. Heute wäre das vielleicht noch zu teuer, aber mit der technischen Entwicklung werden die Preise sinken. Ist in Zukunft eine vollständige Genomanalyse gewünscht – die totale Überprüfung der genetischen Ausstattung eines Ungeborenen –, um darüber zu entscheiden, ob das Kind gut genug ist, um auf die Welt zu kommen? Zwischen hundert und zweihundert Krankheiten werden schon innerhalb der nächsten fünf bis zehn Jahre nachweisbar sein, schätzt Hank Greely, Juraprofessor an der Eliteuniversität Stanford in Kalifornien, der die Implikationen biomedizinischer Technologien untersucht. Wie sollen Paare in Zukunft mit der Informationsflut über ihr ungeborenes Kind zurechtkommen? Wird man ihnen eine Krankheit ihres Kindes vorwerfen, weil sie jetzt mitverantwortlich sind, die Krankheit nicht verhindert zu haben, wenn sie sich für ihr Kind entscheiden? Wird Mukoviszidose dazu gehören, Kurzsichtigkeit, Dickleibigkeit, Diabetes? Depression?

Aus einer Blutprobe der Schwangeren eine Trisomie 21 sicher auszuschließen oder zu bestätigen – das ist das Versprechen, das *LifeCodexx* für seinen *PraenaTest* gibt. Allerdings ist der Test zunächst nur dann vorgesehen, wenn das Ersttrimester-Screening in der zwölften bis vierzehnten Woche schon einen auffälligen Befund ergeben hat und eine Wahrscheinlichkeit für Trisomie 21 berechnet wurde. Das Ergebnis des Bluttests soll dann etwa eine Woche später vorliegen.[111] Genau genommen kann dies allerdings nur ein Zwischenschritt vor der invasiven Diagnostik sein, einer Chorionzottenbiopsie oder einer Fruchtwasseruntersuchung, die ja formal alleinige Grundlage für eine medizinische Indikation sind. Oder?

Adressen von Hamburg bis Nürnberg, von Düsseldorf über Hannover bis Berlin finden sich in der Liste von Pränatalzentren und Arztpraxen, welche die Diagnostik von Trisomie 21 im mütterlichen Blut nach erfolgreicher wissenschaftlicher Auswertung anbieten. Auch die *Pränatal-Medizin München* ist darunter, wie *LifeCodexx* berichtet.

Bevor der neue Bluttest auf Down-Syndrom allerdings zur Routine wird, kann sich die Schwangere in München schon nach dem OSCAR-Prinzip behandeln lassen: *One Stop Clinical Assessment of Risk.*[112] Was an Filmpreisverleihung oder Boxenstopp im Motorsport denken lässt, ist die Ersttrimester-Untersuchung nach den Mutterschaftsrichtlinien in Kombination mit einem herkömmlichen Down-Syndrom-Screening. Es muss nicht einmal extra angemeldet werden, sondern ist das Vorgehen für alle Patientinnen von *Pränatal-Medizin München*, die hierher zum Ultraschall am Ende des ersten Schwangerschaftsdrittels kommen. Inklusive Nackenfaltenmessung. OSCAR – alles bei einem einzigen Termin. Und Frauen unter fünfundzwanzig müssen nur die Hälfte zahlen.

Erstaunlich finde ich den zusätzlichen Hinweis, dass bei einer nachgewiesenen Entwicklungsstörung die Ärzte in der Praxis und der Klinik darauf spezialisiert seien, Behandlungsmöglichkeiten zu eröffnen. Das verwundert mich, denn es gibt bisher vorgeburtlich nicht viele Behandlungsmöglichkeiten für ein Kind. Gilt eine Abtreibung als Behandlungsmöglichkeit?

»Bei Fehlgeburt, Schwangerschaftsabbruch und Behinderung können wir die Patientin beim Finden der jeweils richtigen Entscheidung unterstützen«, wird versprochen. Ein etwas verwirrender Satz. Ich frage mich, was gibt es bei einer Fehlgeburt zu entscheiden? Zu entscheiden gibt es etwas, wenn eine Behinderung festgestellt wird – gesucht wird ja hauptsächlich nach Down-Syndrom. Dann heißt die Entscheidung: Schwangerschaftsabbruch ja oder nein. Aber natürlich wird betont: »Alle in der Praxis wollen dazu beitragen, auch die Behinderung eines Kindes unter Umständen annehmbar zu machen.«[113] Was bedeutet »unter Umständen annehmbar machen«?

Lässt eine Schwangere erst einmal die Einbeziehung selektiver Diagnostik zu, wie es das OSCAR-Prinzip vorsieht, gerät sie unweigerlich in die Spirale weiterer Untersuchungen. So heißt es zwar, notwendige Behandlungen oder weitergehende Eingriffe werden erläutert. Zum Routinetermin nach dem OSCAR-Prinzip scheint die Beratung *vor* dem Ersttrimester-Screening gemäß Gendiagnostikgesetz jedoch nicht zu gehören.[114]

Es geht hier nicht darum, eine bestimmte Arztpraxis oder Klinik an den Pranger zu stellen. Sicher geben auch die Menschen der *Pränatal-Medizin München* ihr Bestes, um einen guten Job zu machen. Dies ist nur ein Beispiel von vielen möglichen anderen, wie sie etwa auch Silja Samerski in einer ganzen Reihe genetischer Beratungsgespräche für ihr Buch *Die Entscheidungsfalle* protokolliert hat.[115] Aber es zeigt deutlich, in welch unüberschaubare Lage Schwangere kommen können und wie die Grenzen verschwimmen zwischen einer Diagnostik mit dem Ziel der Therapie und einer mit dem Ziel der Selektion von Ungeborenen. Entgegen der Intention des Gendiagnostikgesetzes.

Wenn nun also ein früher Bluttest wie der von *LifeCodexx* für die Diagnostik zur Verfügung steht, welche Schwangere wird bei den vielen Angeboten zur vermeintlichen »Sicherheit für Sie und ihr Kind« noch den Überblick behalten? Was will eine Schwangere wissen und was nicht? Und was kann sie verkraften?

In wenigen Jahren werden gesunde Paare sich darauf untersuchen lassen können, ob sie ein erhöhtes Risiko für die Geburt
eines Kindes mit einer von Tausenden, wenn nicht nahezu allen
rezessiv erblichen Krankheiten haben. Für mindestens eines von
hundert Paaren wird sich dabei eine erhöhte Wahrscheinlichkeit für eine mögliche Erkrankung des Kindes ergeben, schreibt
Peter Propping, Direktor des Instituts für Humangenetik der
Universität Bonn.[116] Eine Revolution in der Familienplanung:
Alle Menschen mit Kinderwunsch lassen prüfen, ob sie möglicherweise Träger von Tausenden verschiedener, eventuell krank
machender Gene sind, ohne selbst krank zu sein. Sind beide
Elternteile Träger je eines mutierten und eines normalen Gens,
dann liegt die Chance, dass ihr Kind nur die intakten Gene erbt,
statistisch bei fünfundzwanzig Prozent. Die Wahrscheinlichkeit
für das Kind, selbst zwar gesund zu sein, aber mit einer intakten und einer mutierten Kopie der elterlichen Gene zur Welt zu
kommen und die Mutation später eventuell weiterzuvererben,
beträgt fünfzig Prozent. Dass die nicht erkrankten Eltern ihrem
Kind die krank machende Variante vererben und es tatsächlich
erkrankt, ist jedoch zu fünfundzwanzig Prozent auch möglich.
Immer mehr – zurzeit etwa dreitausenddreihundert – der mitt-
lerweile elftausend erforschten genetischen Erkrankungen können anhand genetischer Testverfahren aufgespürt werden. Ein
tatsächlicher Ausbruch der Krankheit ist aber nur in wenigen
Fällen vorhersagbar.[117]

Wie entscheiden Eltern sich angesichts einer Flut von genetischen Informationen? Wird aus den Labors die Empfehlung
kommen, wer Kinder haben sollte und wer nicht? Welche Behinderungen oder Krankheiten sollen dann nicht mehr vorkommen
dürfen? Und wer entscheidet darüber? Welches Kind darf auf die
Welt kommen und welches nicht?

Die Gefahren werden selten genug dargestellt. Und es gibt kaum
eine öffentliche Diskussion darüber. Die geringste Gefahr scheint

dabei noch zu sein, dass die Entscheidung den Eltern abgenommen und direkter Zwang ausgeübt wird. Weitaus effektiver als ein administratives Regime, das von oben steuert, ist die gelenkte Selbstbestimmung, die Anleitung zu informierten Entscheidungen, schreibt Silja Samerski in ihrem Buch *Die Entscheidungsfalle – Wie genetische Aufklärung die Gesellschaft entmündigt.*[118]

❧

Seit Urzeiten war Schwangerschaft eine Reise ins Unbekannte, sagt die amerikanische Professorin Barbara Katz Rothman. Und das werde natürlich auch so bleiben. Was könne man schon wirklich wissen über eine noch nicht geborene Person. Die Soziologin hat sich bereits vor mehr als fünfundzwanzig Jahren mit dem Thema *Schwangerschaft auf Abruf*[119] beschäftigt. Aber auch sie findet, dass die Schwelle zur pränatalen Diagnostik heute viel undeutlicher ist als damals. Und die meisten vorgeburtlichen Diagnosen, die heute vorgenommen werden, nicht auf eine bewusste Entscheidung der Frauen zurückgehen. Vorgeburtliche Tests ließen Frauen glauben, sie wüssten, was für ein Kind sie haben werden. Aber Elternwerden bleibt unausweichlich ein Sprung in eine unbekannte Zukunft, über die wir nichts wissen können, sagt die Wissenschaftlerin. Wir können beschließen, dass wir kein Kind mit einer geistigen Behinderung großziehen wollen, und wissen doch, dass jedes Kind durch einen Unfall plötzlich ein solches Kind werden kann.[120]

Ich hatte mich, als meine Schwangerschaft festgestellt wurde, bewusst gegen eine Fruchtwasseruntersuchung entschieden. Weil ich das Leben meines Kindes nicht gefährden wollte. Und weil die Untersuchung nicht dazu dient, Behinderungen zu verhindern, sondern behinderte Kinder. Klaus und meiner Ärztin hatte ich meine Entscheidung ausdrücklich mitgeteilt.

Mit der Zustimmung zur Ultraschalluntersuchung hatte ich gehofft, meinem Kind rechtzeitig helfen zu können, falls es in meinem Bauch nicht richtig versorgt würde. Leider wusste ich nicht, dass auch die Ultraschalluntersuchung schon Teil des Down-Syndrom-Screenings ist und das Ziel hat, behinderte Kinder möglichst frühzeitig zu entdecken.

Als ich mich auf die Seite meines Kindes stellte, es austragen wollte, auch wenn es behindert sein würde, hatten die Ärzte behauptet, unser Kind sei nicht lebensfähig. Warum wurde ihm dann nicht wenigstens die beschützte Zeit in meinem Körper gestattet, uns gemeinsam Zeit gelassen, ohne Druck der Gynäkologin, ohne ärgerliche Reaktion ihres Kollegen, ohne den sportlichen Ehrgeiz einer jungen Ärztin im Praktikum? Warum wurde Klaus und mir Angst gemacht? »Bei Ihnen ist alles noch viel schlimmer?« Warum durfte Leon nicht dann sterben, wenn seine Zeit gekommen war?

Eine Humangenetikerin, mit der ich während der Arbeit an diesem Buch korrespondierte, schrieb mir in einem Brief etwas, was mir nach der Diagnose unendlich geholfen hätte:

Ich glaube, dass es letztlich tröstlicher ist, ein Kind nach der Geburt in den Armen zu halten und beim Sterben zu begleiten, als es mit Gewalt am Leben und Sterben zu hindern – indem man es vorzeitig herausholt. Es gibt Dinge, die kann man nicht machen, sondern nur geschehen lassen und – aktiv – erleiden. Das bedeutet aber auch, dem Geschehen und Erleiden Raum zu geben, also das anzunehmen, was kommt und was man nicht in der Hand hat. Und dann gibt es in diesem Erleiden auch tröstliche Momente, etwas zu tun. Das Schwere und Unabwendbare anzunehmen, der Trauer Raum zu geben, es irgendwie gut zu leben, es irgendwie gut hinzukriegen in gegenseitiger Anteilnahme und Unterstützung.

Es ist noch nicht lange her, da haben Klaus und ich einen Sonntagsspaziergang über einen der größten Friedhöfe unserer Stadt gemacht. Wir wollten zu einem dahinter liegenden Naturschutzgebiet und wählten einen Weg durch den parkartigen Friedhof mit den großen alten Bäumen, um von der verkehrsreichen Straße wegzukommen.

Schon von fern fielen mir in einem Randgebiet des Friedhofs zwischen kleinen Holzkreuzen bunte Windräder und farbige Stoffbänder auf, mit denen der Wind spielte. Als wir näher kamen, entdeckten wir neben Blumen und Grabkerzen auch kleines Spielzeug, Püppchen und Clowns auf den Gräbern.

Auf den Holzkreuzen standen hier und da nur Vornamen, sogar solche, die kein Standesbeamter akzeptieren würde. Pünktchen, zum Beispiel. Auch Zwillingsnamen waren darunter. Oft erschien dasselbe Datum gleich zweimal auf den Inschriften, einmal mit einem Stern und einmal mit einem Kreuz. Geboren. Gestorben. An einem Tag. Kindergräber.

Es gab Holztafeln, die ähnlich aussahen wie Wegkreuze oder Bildstöcke, jedoch kaum kniehoch. Jede Tafel trug ein Datum und den Namen einer Klinik. Auch den der Frauenklinik, in der ich mit Leon gelegen hatte. Eins der Krankenhäuser hatte kein Datum auf die Tafel gesetzt, sondern nur ein Wort: Sternenkinder.

Selbst da, wo mehrere Jahre seit dem Kindstod vergangen waren, hatten Menschen noch kürzlich die Grabstelle geschmückt. Es gab eine Holzscheibe in Form eines Sterns, in die jemand liebevoll den Namen eines Jungen gebrannt hatte – vielleicht ein Geschwisterkind – mit einem kleinen Lötkolben oder mit einer erhitzten dicken Nadel. Die ersten Beisetzungen waren aus dem Jahr nach Leons Tod.

Warum, rätselte ich, warum begannen sie gerade in dieser Zeit? Warum weniger als ein Jahr nach meinem Gespräch mit dem Mann aus dem Bestattungsunternehmen, den ich von der Klinik aus angerufen hatte. Als Leon noch in meinem Bauch war, verurteilt zum Tod durch Abtreibung.

Dann fiel es mir plötzlich wieder ein. »Infektiöser Müll. Abfallfirma verarbeitete Totgeburten zu Straßenbelag.« Der Artikel, den ich kurz nach dem Schwangerschaftsabbruch zufällig in der Zeitung gelesen hatte.

»Was geschieht mit Totgeburten im Krankenhaus?«, hatte Viola Roggenkamp von der *Zeit* nach den ersten Meldungen gefragt und erfahren, dass »Feten unter tausend Gramm wie jedes menschliche Material von der Pathologie entsorgt werden, so wie Gewebereste, amputierte Körperteile und entfernte innere Organe bis hin zu Teilen von Aborten sowie Fehlgeburten. Sondermüll.«[121]

Das Entsetzen, das diese Artikel in der Presse erregt hatten, war offenbar erforderlich, um einen würdevollen, menschlichen Umgang mit den toten Kindern und mit dem Leid der Eltern zu erzwingen. Erst nachdem der Skandal öffentlich geworden war, wurde auf dem Friedhof ein eigener Platz für Totgeburten eingerichtet. Seitdem gibt es Einzelgrabstellen oder auch Sammelurnen aus Kliniken mit der Asche von Kindern, die die Schwangerschaft nicht überlebt haben.

Nicht – wie bei mir – eine auf dem Klinikflur geflüsterte Botschaft über das Recht, mein Kind bestatten zu lassen. Keine heimliche Aufforderung: »Setzen Sie sich durch!«

Stattdessen gibt es nun ein selbstverständliches Angebot an Eltern, deren Kind im Mutterleib oder kurz nach der Geburt gestorben ist, gibt es einen Platz für die Trauer der Angehörigen. Mit einem Datum der Verbrennung und dem Namensschild der Klinik, in der diese Kinder tot zur Welt kamen.

Am 1. Februar 2010 trat, wie schon erwähnt, das sogenannte Gendiagnostikgesetz in Kraft. Fast ein Jahrzehnt lang war über die gesetzlichen Regelungen und Vorschriften für die Biomedizin beraten und gestritten worden. Eine »Konsenssuche in einer leidenschaftlich ausgetragenen ethischen Kontroverse« so Margot von Renesse, Vorsitzende der Enquetekommission *Recht und Ethik der modernen Medizin,* in einem Bericht an den Deutschen Bundestag im Jahre 2002. Im August 2009 wurde das Gesetz schließlich verabschiedet.

> Zweck dieses Gesetzes ist es, die Voraussetzungen für genetische Untersuchungen und im Rahmen genetischer Untersuchungen durchgeführte genetische Analysen sowie die Verwendung genetischer Proben und Daten zu bestimmen und eine Benachteiligung aufgrund genetischer Eigenschaften zu verhindern, um insbesondere die staatliche Verpflichtung zur Achtung und zum Schutz der Würde des Menschen und des Rechts auf informationelle Selbstbestimmung zu wahren.[122]

Auch für die Biotechnologie und die moderne Medizin sind also die Würde des Menschen und sein Recht auf informationelle Selbstbestimmung verbindlich. So steht es ausdrücklich in Paragraph 1 des Gendiagnostikgesetzes. Das ist durchaus nicht selbstverständlich, denn der Begriff der Würde des Menschen und eines damit verbundenen sittlichen Anspruchs wird von einigen Bioethikerinnen und Bioethikern explizit zurückgewiesen, und zwar mit der Begründung, dass sie auf weltanschaulichen Überzeugungen beruhen, für die es in einer säkularisierten Gesellschaft keine Voraussetzungen mehr gebe.[123]

Jetzt haben wird also das Gendiagnostikgesetz und man könnte nun meinen, mit der vom Gesetzgeber gestärkten Autonomie der Patienten und der Verpflichtung zu verbesserter Patientenaufklärung sei alles anders und besser geworden für die Betroffenen. Für schwangere Frauen zum Beispiel. Denn gerade auch für sie wurde dieses Gesetz gemacht.

Sieht man sich allerdings die praktische Umsetzung an, sind Zweifel berechtigt. Das wird deutlich, wenn man die vom Gesetzgeber eigens geforderte Beratung in den Blick nimmt, die Schwangere vor jeglicher Inanspruchnahme von pränataler Diagnostik vom durchführenden Frauenarzt erwarten dürfen. Diese Beratung ist ausdrücklich schon vor der sogenannten vorgeburtlichen Risikoabklärung durch Bluttests und Nacken-faltenmessung vorgesehen, dem Ersttrimester-Screening, das inzwischen allen Schwangeren angeboten wird. Auch nach dem OSCAR-Prinzip.

Das Gesetz bestimmt, dass die Frau über Wesen, Bedeutung und Tragweite der vorgeburtlichen genetischen Untersuchungen aufgeklärt wird sowie über ihr Recht auf Nichtwissen und die Möglichkeit, ihre Einwilligung zu einer solchen Untersuchung jederzeit zu widerrufen. Die Beratung soll die Schwangere mit sachgerechten Informationen und ohne Bevormundung gezielt dabei unterstützen, ihr Selbstbestimmungsrecht wahrzunehmen, also eine freie und informierte Entscheidung über die Annahme oder die Ablehnung eines Testangebotes zu treffen. Ergänzend heißt es im Gesetzestext: »Der betroffenen Person ist nach der Aufklärung eine angemessene Bedenkzeit bis zur Entscheidung über die Einwilligung einzuräumen.«[124]

Besonders wichtig: Nur diejenigen Ärzte und Ärztinnen, die sich speziell für diese fachgebundene genetische Beratung qualifiziert haben, dürfen – nach einer Übergangsfrist, die am 1. Februar 2012 auslief – die Beratung vornehmen. Um die Anfor-derungen an die fachliche Qualifikation der Ärzte zur genetischen Beratung sowie die konkreten Inhalte der Beratung zu erarbeiten, wurde extra eine Gendiagnostikkommission eingerichtet, deren Arbeitsergebnisse seit dem 11. Juli 2011 als Richtlinie vorliegen.

Im Vorfeld führte diese neue Gesetzeslage zu großer Aufregung unter Gynäkologen, vor allem weil spätestens seit Verabschiedung des Gendiagnostikgesetzes im Sommer 2009 klar war, dass die Häufigkeit der genetischen Beratungen deutlich ansteigen musste, wenn Frauenärzte Schwangere zu nicht-invasiven Suchtests veranlassen und sich dabei gesetzeskonform verhalten wollen. Frühere Empfehlungen hatten wenig genützt, jetzt gab es ein Gesetz mit empfindlichen Strafregelungen. Eine schnelle Unterschrift der Schwangeren unter ihre Zustimmung zum Ersttrimester-Screening inklusive Nackenfaltenmessung würde mit Inkrafttreten des Gesetzes ab 2010 sicher nicht mehr ausreichen.

Darüber hinaus war klar, dass für die vom Gesetz geforderte Beratung erheblicher Qualifizierungsbedarf bei Ärzten bestand. Auch wenn sie bisher schon Pränataldiagnostik als Regelangebot durchgeführt hatten, so meistens ohne oder nur mit mangelhafter Aufklärung über mögliche konfliktträchtige Folgen der Untersuchung oder alternative Angebote. Die bestehende Praxis war weit entfernt von der wichtigsten inhaltlichen Vorgabe für die Beratung, wie sie im Gendiagnostikgesetz festgelegt wurde: Ergebnisoffenheit und Orientierung am Recht auf Nichtwissen der Patientin.

Inzwischen ist für alle Gynäkologen, die selbst nicht auch Facharzt für Humangenetik sind, der Stichtag des Qualifikationsvorbehalts längst erreicht. Seit dem 1. Februar 2012 darf eine vorgeburtliche Risikoabklärung nur noch von solchen Gynäkologen und Gynäkologinnen durchgeführt werden, die eine fachgebundene Eignung zur genetischen Beratung nachweisen können.

Man könnte meinen, der lange Weg habe sich gelohnt – vom Rechtsanspruch auf Beratung, wie er 1995 in Paragraph 2 des Schwangerschaftskonfliktgesetzes festgelegt wurde, bis hin zur qualifizierten Beratung durch Gynäkologen seit Februar 2012.

Doch die Praxis ist ernüchternd. Zwar steht fest, dass die erforderlichen Qualifizierungsmaßnahmen sowohl theoretische als auch praktisch-kommunikative Kenntnisse und Fähigkeiten vermitteln sollen. Auch die Inhalte sind von der Gendiagnostik-kommission definiert. Aber da bisher noch kein flächendeckendes Kursangebot entwickelt wurde, regeln die Ärztekammern der Bundesländer, wie die Zusatzqualifikation erworben werden kann. Und wie sie es regeln, ist hochinteressant. Für den theoretischen Teil gibt es einen Multiple-Choice-Test, bei dem es reicht, wenn von zehn Fragen sechs richtig beantwortet werden. Das hat die Bundesärztekammer empfohlen. Und so wird es gemacht. Falls jemand den Test nicht besteht, kann er ihn noch zwei Mal wiederholen, vielleicht auch unterstützt durch einen kleinen Auffrischungskurs. Von den meisten betroffenen Kollegen sei der Test aber aus dem Stand zu bewältigen, heißt es dazu bei der Landesärztekammer Brandenburg.

Auch die Ärztekammer Nordrhein bietet ihren Mitgliedern an, die geforderte Qualifikation ohne großen Aufwand nachzuweisen. Ganz bequem über das Onlineportal der Ärztekammer. Unkompliziert in maximal zwanzig Minuten vom eigenen PC-Arbeitsplatz aus zu absolvieren. Und was den praktisch-kommunikativen Teil angeht – die Gesprächsführung –, da unterstellt die Ärztekammer Nordrhein einfach, dass dies schon im Rahmen der Weiterbildung zum Facharzt vermittelt wurde. Und damit ein weiterer Qualifizierungsnachweis überflüssig.

So einfach kann es also sein. Dabei hatte das Gendiagnostik-gesetz zahlreiche Mitarbeiter der Landesbehörden und Landes-ärztekammern in ganz Deutschland einige Wochen lang mit seinen Qualifikationsanforderungen in Atem gehalten, wie Carsten Leffmann von der Ärztekammer Schleswig-Holstein zwei Tage vor Inkrafttreten der Qualifizierungsbestimmung schreibt. Dass die Ärzte erst so spät informiert werden, erklärt er damit, dass bis zuletzt um diese Lösung gerungen wurde.[125] Eine vermeintlich gesetzeskonforme Lösung, die schlicht die bisherige Praxis in die neue Rechtslage überführt. Alles bleibt, wie es war.

Am 11. Juli 2016 – also fünf Jahre nach Bekanntgabe der Beratungsrichtlinie der Gendiagnostikkommission – soll es dann aber wirklich so weit sein. Dann soll ein dem Bedarf entsprechendes Angebot an Qualifizierungsmaßnahmen zur Verfügung stehen. Alle Qualifizierungsmaßnahmen sollen entwickelt und zertifiziert sein, real flächendeckend und bedarfsgerecht verfügbar, so dass eine ausreichende Versorgung mit Ärzten gesichert ist, die entsprechend den Anforderungen des Gendiagnostikgesetzes beratungsbefugt sind.[126]

Nach Ende des Übergangszeitraums von fünf Jahren müssen Gynäkologen für die fachgebundene genetische Beratung dann tatsächlich eine Fortbildung absolvieren. Es sei denn, sie haben schon mindestens fünf Jahre Berufspraxis als Facharzt – das nächste Schlupfloch. Diese Fortbildung umfasst dann acht Unterrichtseinheiten von je fünfundvierzig Minuten, also insgesamt sechs Zeitstunden.

Es darf bezweifelt werden, ob eine eintägige Fortbildung ausreicht für eine angemessene Befähigung nach dem Gendiagnostikgesetz. Die in der Richtlinie der Gendiagnostikkommission ausgeführten Fortbildungsinhalte sind umfangreich und anspruchsvoll und schließen den Erwerb ethischer Reflexionskompetenz mit ein. Doch wo und wie setzt sich der Gynäkologe mit seiner eigenen Haltung zu Pränataldiagnostik und Behinderung auseinander, wenn ein umfangreiches Pensum in sechs Zeitstunden durchgepaukt wird? Wäre das reflektierte Nachdenken über die eigene Einstellung nicht eine Grundvoraussetzung für eine ergebnisoffene Beratung?

Auch die vorgesehene Einübung von praktisch-kommunikativer Beratungskompetenz lässt mehr als zu wünschen übrig. Die *Deutsche Gesellschaft für Psychosomatische Frauenheilkunde und Geburtshilfe* (DGPFG) sieht sogar eine Diskrepanz zwischen dem Ziel des Gendiagnostikgesetzes und den Qualifizierungsmaßnahmen, die von der Gendiagnostikkommission vorgeschlagen wurden. Die Qualifikation zur psychosomatischen Grundversorgung haben zwar viele Frauenärzte und Frauenärztinnen inzwischen tatsächlich erlangt. Seit mehreren Jahren ist sie Bestandteil der Facharzt-Weiterbildung und sei eine hilfreiche und wichtige Grundlage für Beratung im Kontext der vorgeburtlichen Risikoabklärung. Dies stellt aber nach Einschätzung der DGPFG keine ausreichende Qualifikation dar. Betont wird, dass beides – der Erwerb von genetisch-fachlicher und von kommunikativer Kompetenz – eng miteinander verzahnt sei und darüber hinaus der Diskussion unter Supervision bedürfe.[127]

Die Chance, schwangeren Frauen eine im umfassenden Sinne freie Entscheidung zu ermöglichen angesichts der rasanten Entwicklung genetischer Diagnostik, scheint also vorerst vertan. Wie hieß es schon im Bericht der Enquetekommission *Recht und Ethik der modernen Medizin* an den Deutschen Bundestag von 2002: »Die zu Beginn der Einführung einer ethisch und/oder juristisch kontrovers diskutierten Methode gesetzten hohen Qualitätsstandards halten dem ›rauen Alltag der medizinischen Praxis‹ nicht stand.«[128]

Vielleicht hilft jetzt nur noch, dass die Schwangere sich tatsächlich als kritische Kundin in der gynäkologischen Praxis versteht. Denn der Bericht an den Bundestag stellte ebenso fest: »Es kann auch nicht übersehen werden, dass vielfach wirtschaftliche Gesichtspunkte zu der aufgedrängten Pränataldiagnostik führen.«[129]

Als ich mich entschloss, über meine Erfahrungen mit pränataler Diagnostik zu schreiben, war mir längst klar, welche katastrophale Wirkung dieses traumatische Erlebnis für mich gehabt hatte. Und wie schwer es mir immer noch fiel, darüber zu sprechen. Aber ich hatte auch angefangen zu begreifen, dass ich mich mit einem in unserer Gesellschaft weitgehend unausgesprochenen Thema beschäftigte.

Um in Ruhe nachdenken und schreiben zu können, suchte ich nach einem geeigneten Ort. Und fand ihn tausend Kilometer weit weg von zu Haus, in einem Dorf in Frankreich. Ein alter, verwitterter Zirkuswagen, aufgestellt am Rande eines großen, etwas verwilderten Grundstücks, war genau das Refugium, nach dem ich so lange gesucht hatte. Ein Teich zum Schwimmen gleich nebenan, eine Dusche in der Werkstatt des Besitzers, eine kleine Küchenzeile, ein Schlafsofa und ein alter Küchentisch als Arbeitsplatz im Wagen, mehr brauchte ich nicht.

Mein Rückzug in den bauchigen Jahrmarktswagen war eine wohltuende Abkehr vom Alltag. Auch von meinem Arbeitsalltag. Von Qualitätskontrollen und Prozessoptimierungen. Von der unendlichen Warenwelt, die uns sonst umgibt. Von der Unterhaltungsindustrie und ihrer zeitlosen Präsenz, die das Vergangene im Hier und Jetzt ignoriert. Das Leben in diesem Holzwagen wirkte geradezu als Gegengift. Und es war eine Zuflucht vor der Welt der perfektionierten Menschen. Eine Chance, nach der tiefen Krise wieder die Wurzeln meiner Identität zu spüren.

Vermutlich hatte sein ehemaliger Besitzer diesen Wagen von Jahrmarkt zu Jahrmarkt gefahren, und Kinderherzen schlugen höher, wenn Jungen oder Mädchen mit wenigen Groschen in der Hand ihre Entscheidung zwischen gebrannten Mandeln, kandierten Früchten, rot-weiß gestreiften Zuckerstangen, Lebkuchenherzen oder bunter Zuckerwatte treffen mussten.

Die Fahrten des Wagens waren längst zu Ende. Mich aber sollte er wieder beweglicher machen, und vor allem sollte er mich schützen bei meiner Reise in die Vergangenheit. Der Jahrmarktswagen als meine Zeitmaschine, mit der ich vergangene Orte des Verlusts bereiste. Nach früheren Erfahrungen, nach Wegen suchte, um das Geschehene zu begreifen.

Ich teilte mir den Raum mit einem Tier, das vermutlich schon lange vor mir eingezogen war. Als ich es das erste Mal bemerkte, hatte ich mich instinktiv nach einem leisen Rascheln umgedreht. Was ich zu Gesicht bekam, blieb nur den Bruchteil einer Sekunde am Fensterrahmen erkennbar. Dann war es weg. Hinter den kaputten Kühlschrank gefallen. Hatte sich fallen lassen.

Mein Gehirn versuchte blitzschnell zu rekonstruieren, was es gerade gespeichert hatte. Einen Reptilienkopf, mit hellen sichelförmigen Streifen an der Seite. Eine Schlange! Ich spürte mein Herz pochen. Bis mir wieder einfiel, dass es hier nur Ringelnattern gibt. Unangenehm genug!

Später zeigte sich mir die kleine Eidechse, die ich da gesehen hatte, häufiger, und solange ich mich dann nicht rührte, konnte ich ihre schöne grünlich graue Gestalt bewundern. Oft lag sie träge und unbeweglich in der Sonne. Nur ihr Herzschlag unter der Echsenhaut verriet, dass sie lebt. Ihre Augen hellwach, war sie jederzeit fluchtbereit.

Der Wagen stand an einem kleinen Teich, und oft hörte ich die Frösche nur, besonders am Abend, wenn ihr Konzert immer lauter wurde. Doch manchmal morgens hatte ich Glück, dann sah ich sie auf Seerosenblätter krabbeln und dabei ihre Schallblasen am Kopf wie zwei kleine Kaugummis aufblähen, um unermüdlich ihren Paarungswillen herauszuschreien.

Ihr Quaken trug mich fort in meine allererste Wohnung, ich war Studentin in Göttingen. Die Wohnung teilte ich mit Ben. Er war mir aus den USA in die deutsche Provinz gefolgt. Den Holzrahmen für unser kalifornisches Wasserbett hatte er selbst gebaut, und als er damit fertig war, sägte er die restlichen Holzleisten als Bilderrahmen auf Gehrung. Dann nagelte er mit Stahlstiften ein deckenhohes Gemälde seiner Schwester Janie an die Wand.

Kein Besucher konnte sich der verstörenden Wirkung dieses Bildes entziehen, auch wenn sie die Geschichte des Motivs nicht kannten. Janie hatte es ihren Eltern zur Silberhochzeit geschenkt, und die hatten es entsetzt auf dem Dachboden ihres Hauses deponiert.

Eine Nacht lang hatte Janie daran gearbeitet, es war unvollkommen und brutal. Den Rahmen bildete etwas Dunkelgrünes, das auf der linken Bildseite an das Maul eines Krokodils erinnerte. Rechts korrespondierte ein riesiger Froschschenkel, der am unteren Bildrand mit gespreizten Zehen aufsetzte. Im Zentrum wölbte sich ein Glasballon über einem roten Sockel. Ein alter amerikanischer Kaugummiautomat, der normalerweise Bubblegum freigibt, wenn man einen Metallhebel dreht. Aus dem verchromten Schacht fiel anstelle der süßen Kugel eine Kaulquappe.

Nur schemenhaft war zu erkennen, dass der Glaskörper gleichzeitig der gerundete Leib einer Frau war, der perspektivisch im Bildhintergrund verschwand, mit dem Kopf als fernem Fluchtpunkt. Janie hatte abgetrieben.

Ich lebte als Studentin mit diesem Bild an der Wand bis zu meinem Examen. Es war die Zeit der Mein-Bauch-gehört-mir-Kampagnen. Darüber, was eine Frau empfindet, die ihr Kind abgetrieben hat, machte ich mir damals wenig Gedanken.

Inzwischen waren viele Jahre seit meinem eigenen Schwangerschaftsabbruch vergangen. Und ich hatte mehrfach erlebt, dass Frauen, die von meinem Schreibprojekt erfuhren, mir von ihrer eigenen Abtreibung erzählten, auch wenn diese schon viele Jahre zurücklag. Manchmal sprachen sie im Flüsterton, besonders dann, wenn der Ehemann in der Nähe war: »Ich wollte kein Kind mehr!« Und wie man auch in anderer Form Mutter sein kann, ohne eigene Kinder.

Andere Frauen reagierten auf das Thema Abtreibung mit einem einzigen Satz. Jeder erlebt das anders, sagte eine nur.

Was mir auffiel, war die Heftigkeit der Reaktionen, die auf schmerzvolle Entscheidungsprozesse schließen ließ. Aber auch ein gewisser Rechtfertigungsdruck, als stelle mein Projekt ihre Entscheidung infrage.

Vielleicht darf man wirklich nicht unterschätzen, wie sehr der jahrzehntelange Kampf um das Recht auf Abtreibung manchmal den Blick auf die besondere Problematik der pränatalen Diagnostik verstellt. Die Möglichkeit zum Schwangerschaftsabbruch gilt als wichtiges Zeichen von weiblicher Autonomie und Selbstbestimmung. Und doch scheint mir, mit der Pränataldiagnostik steht dem früheren Zwang, ein ungewolltes Kind auszutragen, heute ein System gegenüber, das Frauen in eine neue Zwangslage bringt.

»Aber ist das Selbstbestimmung«, fragt auch die Gynäkologin und Psychotherapeutin Claudia Schumann, »wenn Pränataldiagnostik die Regel und nicht die Ausnahme ist? Ist es Selbstbestimmung, bei Trisomie 21 einen Abbruch zu wünschen – oder ist das nicht nur die Konsequenz aus dem Angebot, das Frauen vorher durch Pränataldiagnostik bekommen, eine Zumutung, die gesellschaftlich an sie herangetragen wird? Haben wir nicht tatsächlich inzwischen eine ›Allianz zur Selektion‹, nie so ausgesprochen, das Wort ist zu sehr negativ besetzt, aber gesellschaftlich toleriert und von den Ärzten und Ärztinnen umgesetzt?«[130]

Schwangeren wird zwar laut Gesetzen und Richtlinien die Entscheidung überlassen, ob sie nach einem auffälligen Befund ihr Kind austragen wollen oder nicht. Aber welche Wahl haben sie dann noch, wenn von allen Schwangeren erwartet wird, sich pränataldiagnostisch untersuchen zu lassen? Wenn es selbstverständlich ist, ihren Körper mit dem ungeborenen Kind der unmenschlichen Logik eines pränatalen Selektionsbetriebes auszuliefern? Mit dem Ersttrimester-Screening, mit Chip-Diagnostik und was immer der Markt sonst noch bereitstellt und bereitstellen wird. Mit invasiven Tests, die der Frau und dem Ungeborenen mit langen Nadeln auf den Leib rücken.

Allein schon der Begriff Diagnostik ist irreführend, denn in den meisten Fällen der etwa siebzigtausend invasiven pränataldiagnostischen Eingriffe, die jedes Jahr in Deutschland durchgeführt werden, folgt aus der Diagnostik keine therapeutische Konsequenz für das ungeborene Kind. Und gleichzeitig werden dabei mindestens siebenhundert Fehlgeburten gesunder Kinder in Kauf genommen.

Werdende Eltern sollen heute technologisch ermittelten Entwicklungsprognosen vertrauen, obwohl diese niemals konkrete, erlebte Wirklichkeit beschreiben können. Sie sollen selber Schicksal spielen, um zu beweisen, dass sie bereit und in der Lage sind, Verantwortung für ihr Schicksal zu übernehmen. Alles andere wird allzu häufig als verantwortungslos oder als mangelnde Einsicht gewertet.

Immer mehr kommt es für den Einzelnen darauf an, optimal zu funktionieren. Der moderne Mensch muss sich ständig zwingen zum Handeln, sieht sich genötigt, Vorsorge und Selbstoptimierung zu betreiben. Anpassung an äußere Umstände durch Selbstmanagement, egal welche Auswirkungen dies für ihn hat. Der Wunsch, trotzdem offen zu sein für ein Kind, das nicht einer vorgeburtlichen Qualitätskontrolle unterzogen wird, gilt unter solchen Prämissen als geradezu naiv. Als unverantwortlich.

In einer Gesellschaft, in der ein Mensch sich ständig selbst optimieren soll, als Unternehmer seiner selbst gilt, passt natürlich nur ein Kind in die Familie, das auch zukünftigen Optimierungsansprüchen unterworfen werden kann. Nur allzu deutlich wird eine solche Haltung in den zitierten Studien über die Mehrkosten, die Menschen mit Down-Syndrom angeblich verursachen. Und vor allem dort, wo diese Berechnungen einen zu erwartenden Produktivitätsausfall beinhalten. Menschliches Leben unter dem Gesichtspunkt einer Kosten-Nutzen-Analyse. Wer nicht arbeitet soll auch nicht leben?

Wenn Menschen schon Angst haben müssen, aus dem Arbeitsprozess herauszufallen, weil sie nicht mehr jung und fit genug sind für die immer höheren Anforderungen, das immer schnellere Tempo, dann ist die Bedrohung für das Lebensrecht eines behinderten Kindes besonders groß. Wenn ökonomisches Denken die sozialen Beziehungen bestimmt, wenn Familien zum Ort ökonomischer Austauschprozesse werden, dann hat eine Schwangere vermutlich kaum Chancen, sich den unmissverständlichen Erwartungen an sie zu entziehen. Es sei denn, sie ist extrem eigenwillig oder tief gläubig.

Frauen, die sich auf ihre Religion berufen, sind meistens die einzigen, deren Entscheidung halbwegs respektiert oder zumindest als verständliche, wenn auch randständige Haltung toleriert wird.

Doch oft werden jegliche ethischen Bedenken gegen den Einsatz von Pränatalmedizin von fortschrittsgläubigen Ärzten abgewertet, selbst dann, wenn diese von Vertretern der Kirchen geäußert werden. Abzulesen an veröffentlichten Medizinerstimmen, die den »Triumph für die biomedizinische Forschung« herbeiwünschen: »Die Einsprüche und Bedenken der Moralisten aller Konfessionen können den wissenschaftlichen Fortschritt allenfalls verzögern, aber ihn nicht aufhalten. Der ethische Diskurs ist ein Faktum, er mag die Forschung begleiten, aber er soll sie nicht behindern.«[131]

Ein Professor an einer deutschen Klinik, Spezialist für Reproduktionsmedizin, wird noch deutlicher:

Ich plädiere dafür, Fragen der medizinischen Ethik nicht in die Hände von Nichtmedizinern zu legen. Diejenigen, die eine Entwicklung vorantreiben, sind verantwortlich für deren Richtung, denn nur sie kennen die Möglichkeiten, die in dieser Entwicklung stecken. Diese Wissenschaftler müssen sich über die ethischen Auswirkungen ihrer Technik Gedanken machen. Die Delegation an Ethiker gleich welcher Herkunft, die sich mühsam mit der Anwendung solcher Techniken vertraut machen müssen, bedeutet fast immer einen Schritt zurück. Es bedeutet auch, wichtige Aspekte der Wissenschaft aus der Hand zu geben.[132]

Eine autoritäre und zutiefst antidemokratische Haltung, wie mir scheint. Ich gehe davon aus – oder hoffe es zumindest –, dass die zitierten Mediziner in dieser Schärfe selbst eine randständige Position innerhalb ihrer Berufsgruppe ausmachen.

Peter Radtke ist seit 2003 Mitglied des Deutschen Ethikrates. Er formulierte seinen Standpunkt zu Pränataldiagnostik in einem Vortrag vor Ärzten, Hebammen und Krankenschwestern folgendermaßen: »Ich bin kein Idiot. Es liegt mir fern, Behinderung zu glorifizieren, aber ich glaube sehr wohl, dass sie in unserem Wertesystem berechtigterweise einen festen Platz einnimmt und nicht ohne nachteilige Auswirkungen eliminiert werden kann, soweit dies überhaupt in Wirklichkeit möglich ist.«[133]

Peter Radtke lebt seit seiner Geburt mit einer schweren Behinderung, der sogenannten Glasknochenkrankheit. Er ist promoviert und hat sich nicht nur als Schriftsteller und Schauspieler behauptet, sondern auch an Aufbau und Geschäftsführung mehrerer Organisationen beteiligt, die für die Interessenvertretung von Menschen mit Behinderungen eintreten.

Auch der Soziologe Ulrich Beck schrieb schon 1988 in einem *Spiegel*-Essay zum Thema *Eugenik der Zukunft*, es sei mehr als eine sprachliche Unkorrektheit, wenn immer davon die Rede ist, dass man die Erbkrankheiten bekämpfen will. Tatsächlich, so Beck, werden auf diese Weise die Erbkranken abgeschafft, also Menschen, die ihr Leben und Erleben gewiss nicht auf dieses eine Merkmal reduziert sehen wollten. Und er fährt fort: »Mit Krankheitsetiketten werden im Zuge rasanter Fortschritte der pränatalen Diagnose im Zusammenwirken mit legalisierter Abtreibung menschliche Existenzweisen technisch verfügbar. Wer von ›genetischen Erbkrankheiten‹ redet, betreibt objektiv – auf einem ungleich eleganteren und effektiveren Weg – die Sache der Eugenik.«[134]

Zwar sind nach dem neuen Schwangerschaftskonfliktgesetz Ärztinnen und Ärzte verpflichtet, bei auffälligen vorgeburtlichen Befunden auf psychosoziale Beratungsangebote hinzuweisen und an entsprechende Einrichtungen zu vermitteln. Um den Informationsstand Schwangerer zu verbessern, müsste aber noch weit mehr geschehen. Denn schon die Entscheidung, ob man Methoden der Pränataldiagnostik in Anspruch nehmen will, setzt eine differenzierte Auseinandersetzung mit der Thematik und die Kenntnis der möglichen Konsequenzen voraus.

Schon im Vorfeld des Gendiagnostikgesetzes wurde im Bericht der Enquetekommission *Recht und Ethik der modernen Medizin* von 2002 an den Deutschen Bundestag darauf hingewiesen, dass eine Schwangerschaft kein optimaler Zeitpunkt ist, um sich mit der gesamten Problematik von pränataler Diagnostik zu beschäftigen.[135]

Wie eine repräsentative Befragung Schwangerer zum Thema Pränataldiagnostik belegt, besteht zwar großer Bedarf an qualifizierter und umfassender Information.[136] Doch werden Themen, die mit negativen Gefühlen verbunden sind oder die Angst erzeugen, verständlicherweise von Schwangeren aus Selbstschutz möglichst ausgeblendet.

Da also Schwangere mit diesem Thema hoch ambivalente Gefühle verbinden, und darüber hinaus die technischen Details der Verfahren für Laien oft schwer verständlich sind, neigen die meisten Schwangeren dazu, ihre Entscheidung, ob sie Pränataldiagnostik in Anspruch nehmen sollen, an Fachleute zu delegieren. Als langjährige Begleiter und Ansprechpartner der Frauen zählt selbstverständlich das Wort und der Rat der Gynäkologen – gerade wenn Verunsicherungen und Ängste die Zeit der Schwangerschaft überschatten.

Mediziner tendieren allerdings dazu, ihren Patientinnen Pränataldiagnostik nahezulegen – um sich rechtlich abzusichern, aber auch aus ökonomischen Gründen. Meistens sprechen sie ihre Empfehlung aus, ohne über das psychische und ethische Konfliktpotenzial aufzuklären. Und vor allem erwähnen sie oft nicht, wie schwierig es ist, zutreffende Aussagen über Schweregrad und Ausprägung eines auffälligen Befundes zu machen. Wie wichtig wäre es für mich gewesen zu erfahren, dass Trisomie 21 »zu körperlichen Auffälligkeiten und zu mittelgradigen, selten schweren Einschränkungen der geistigen Fähigkeiten führt«, wie ich dem Bericht der Enquetekommission *Recht und Ethik der modernen Medizin* an den Deutschen Bundestag von 2002 entnehme.[137] So eine Aussage wäre eine völlig andere Entscheidungsgrundlage für mich gewesen.

Mit den nicht-medizinischen Aspekten der Pränataldiagnostik und der oft hoch problematischen Entscheidungsfindung werden die Frauen und ihre Partner dann alleine gelassen. Schon dieses Informationsdefizit allerdings widerspricht der Vorstellung von der mündigen Patientin, die eine wohlüberlegte Entscheidung trifft. Daher wäre es wichtig, sich lange vor einer Schwangerschaft mit den Risiken und Chancen der Pränataldiagnostik zu befassen. Und mehr öffentliche Aufklärung wäre nötig, um eine angemessene Auseinandersetzung mit diesem Thema voranzutreiben.

Das Recht auf Leben gilt als das höchste Gut in unserer Gesellschaft. Doch dieses Recht zu schützen gegenüber einem machtvollen System namens Pränataldiagnostik kann sehr schwierig werden, besonders wenn werdende Eltern allein auf die Medizin vertrauen.

Seitdem 1995 eine Reform des Paragraphen 218 die sogenannte embryopathische Indikation abgeschafft hat, wird die Abtreibung behinderter Kinder mit der medizinischen Indikation begründet. Damit wurde die körperliche und seelische Gesundheit der Frau in den Mittelpunkt der Gesetzgebung gerückt. Hintergrund der Neuregelung war damals, dass eine Schädigung des Kindes allein kein Rechtfertigungsgrund für eine Spätabtreibung sein sollte. Eine mögliche Benachteiligung oder Stigmatisierung von Menschen mit Behinderung sollte damit unterbunden werden.

Doch in der Öffentlichkeit gelten Familien mit behinderten Kindern grundsätzlich als unerträglich belastet, selbst wenn die Behinderung nicht sehr schwer sein sollte. Auch ein Mediziner schreibt in einem Beitrag zu Pränataldiagnostik im *Deutschen Ärzteblatt:*

Der Pränatal- und Geburtsmediziner ist zurzeit der einzige Vertreter unter den Ärzten, der mit juristischen Folgen zu rechnen hat, wenn eine Tötung des ihm anvertrauten Patienten im vorgelegten Zeitraum nicht durchgeführt wurde. (…)

Es wird der Schwangeren aufgrund des Gesetzestextes eine Abtötung des Feten bis zum Wehenbeginn in Aussicht gestellt, es bleibt aber unklar, in welchen Fällen dies möglich ist. Eine schwerwiegende Beeinträchtigung des seelischen Gesundheitszustands ist durchaus auch bei leichten Fehlbildungen wie zum Beispiel der Trisomie 21 möglich.[138]

Statistisch ist seit 1996 nicht mehr deutlich erfassbar, wie viele Abbrüche tatsächlich aufgrund einer diagnostizierten Embryopathie stattfinden, also einer erwarteten Fehlbildung des Kindes. Auffällig ist jedoch, dass die Zahl der sogenannten Spätabbrüche zugenommen hat und die medizinische Indikation immer häufiger als Begründung für einen Abbruch gestellt wird. Während Schwangerschaftsabbrüche insgesamt eine abnehmende Tendenz zeigen.

Fünfzehn Jahre nach der Gesetzesänderung haben weit mehr als fünfzigtausend Frauen in Deutschland einen Schwangerschaftsabbruch nach medizinischer Indikation erlebt, davon fünfunddreißigtausend einen Spätabbruch nach der vierzehnten Schwangerschaftswoche. So wie ich. Trotz Abschaffung der embryopathischen Indikation.[139]

Da das Ersttrimester-Screening innerhalb der pränatalen Diagnostik selbst unter Ärzten vorwiegend als Screening auf Down-Syndrom gilt, ist davon auszugehen, dass die meisten dieser Abtreibungen Kinder mit Trisomie 21 töten. Tatsächliche Kenntnisse über die Entwicklungsmöglichkeiten von Kindern mit Down-Syndrom sind jedoch in der Bevölkerung und selbst unter Ärzten spärlich.

Nicht alle Mediziner, die sich für pränatale Diagnostik aussprechen, halten die Diagnose Trisomie 21 allerdings für eine ausreichende Begründung für einen Schwangerschaftsabbruch, sondern allenfalls für eine gründlich abzuwägende Möglichkeit. Ein Kind mit Down-Syndrom macht die Mutter in der Regel nicht psychisch krank. Und auch die Befürchtung, dass ein krankes oder behindertes Kind eine akute Gefahr für Leib und Leben der Mutter sein könnte, steht auf schwankendem Boden.

Der Humangenetiker Wolfram Henn berichtet von einer Erhebung, die sich mit der Einstellung von Müttern zu ihren behinderten Kindern befasst. Demnach gibt es Hinweise darauf, dass Mütter von Kindern mit Down-Syndrom kaum mehr Angst,

Schuldgefühle oder emotionalen Stress erleben als die Mütter gesunder Kinder.[140]

Wenn also nicht alle Mütter von Kindern mit Down-Syndrom psychisch äußerst schwer belastet sind, wie ist es dann zu erklären, dass in der Regel die Diagnose Trisomie 21 automatisch zu einer medizinischen Indikation für den Abbruch der Schwangerschaft führt? Eine Indikationsstellung, die laut Gesetz nur bei Lebensgefahr oder der Gefahr einer schwerwiegenden Beeinträchtigung des körperlichen oder seelischen Gesundheitszustandes der Schwangeren anzuwenden ist. Wer definiert hier die Realität? Wer macht Schwangeren Angst vor ihren ungeborenen Kindern? Ist es vielleicht doch eher das gesellschaftliche Klima, die mangelnde Wertschätzung und Akzeptanz von Behinderten, die es Betroffenen so schwer machen?

Obwohl auch Deutschland 2009 die UN-Konvention über die Rechte von Menschen mit Behinderungen unterzeichnet hat, besuchen hierzulande nur zwanzig Prozent aller behinderten Kinder die Regelschule, während im europäischen Durchschnitt etwa achtzig Prozent in Regelschulen integriert sind. So sieht sie bei uns leider noch aus, die Integration behinderter Kinder in Schule und Gesellschaft.

Ute Erdsiek-Rave, die Vorsitzende des Expertenkreises *Inklusive Bildung* der Deutschen UNESCO-Kommission, sagte dazu in einem Interview: »Ich glaube, es muss sich wirklich ein Bewusstsein ändern. In Deutschland ist es einfach noch nicht selbstverständlich, dass Behinderte zu uns gehören, mitten in die Gesellschaft gehören, ins Arbeitsleben gehören. Und wie soll sich das jemals ändern, wenn Kinder von klein auf abgetrennt in gesonderte Einrichtungen geschickt werden?«[141]

Es gibt nicht nur die eine, richtige Lösung, und es gibt für wichtige Entscheidungen keine allgemein verbindlichen Tipps und Tricks. Die Frage, in welcher Lebenssituation sich Menschen befinden und welches Selbstbild sie von sich haben, ist eine wichtige Grundlage ihrer Entscheidung.

Seit mehr als fünfzehn Jahren bin ich Supervisorin und Beraterin. Meine Beratungsarbeit hat in den vergangenen Jahren immer wieder Menschen in Krisensituationen in meine Praxis und in meine Seminare geführt. Oftmals sind es Menschen, die an einem Wendepunkt in ihrem Leben stehen und die über einen Beratungsprozess eine langfristig tragfähige Entscheidung vorbereiten wollen.

Wenn wir im Prozess den Punkt erreichen, an dem die persönliche Geschichte dieser Menschen und ihre Werte ins Spiel kommen, wird die Arbeit immer spürbar dichter, fruchtbarer und lebendiger. Kreativität und die Fähigkeit, Lösungen für vorher scheinbar unlösbare Konflikte zu finden, nehmen dann auffallend zu. Menschen wieder in Kontakt zu bringen mit ihren eigenen Kräften, ihrer ureigensten Fähigkeit, die für sie richtige Entscheidung zu treffen, gehört für mich zu den zentralen Aufgaben von Beratung.

Psychosoziale Beratungsangebote sind auch für Schwangere extrem wichtig und sollten vor allem von Frauen nach auffälligen vorgeburtlichen Befunden genutzt werden. Aber – und davon bin ich inzwischen überzeugt – sie reichen nicht aus zur Unterstützung werdender Eltern. Zur Beratung von Schwangeren muss schon in der gynäkologischen Praxis das Angebot gehören, sich als Schwangere gegen Pränataldiagnostik entscheiden zu können.

Eine Entscheidung für oder gegen Pränataldiagnostik müssen schwangere Frauen selber treffen. Aber die stillschweigende Übereinkunft in unserer Gesellschaft, »Ein Kind mit Down-Syndrom muss doch nicht sein«, sollte endlich einem respektvollen, unterstützenden Umgang mit Menschen weichen, die sich für ihr Kind entscheiden.

Mehr Information und Aufklärung ist in jedem Fall erforderlich, um die herrschende gesellschaftliche Praxis zu ändern: den Automatismus weitgehend unreflektierter Pränataldiagnostik.

DANKSAGUNG

Die Arbeit an diesem Buch hat sich lange hingezogen, von der Aufzeichnung persönlicher Erinnerungen an mein schmerzliches Geheimnis bis zu der vorliegenden Fassung, die auch das Wissen und die Erfahrung anderer mit einbezieht. Ohne diese vielfältigen Quellen hätte ich nicht wirklich verstanden, was geschehen ist. Herzlich danken möchte ich allen, die mich auf dem Weg der Erkenntnis ein Stück begleitet und die mich unterstützt haben. Reinhold Denich stellte mir mit seinem Jahrmarktswagen ein wunderbares Refugium für den Beginn der Reise zur Verfügung. Mein Bruder Dirk Hey half mir mit allen Fragen rund um meinen PC. Adelheid Zöfel, Ulla Lachauer, Sabine Bode, Bärbel von Fisenne, Gunda Hellbusch-Onken, Ulli Schauen und Monika Schneider ermutigten mich immer wieder, meine Erfahrungen mit der Pränataldiagnostik tatsächlich zu veröffentlichen. Silja Samerski hat eine frühe Fassung des Manuskripts gelesen und mir mit ihrem großen Sachverstand und ihrem Einfühlungsvermögen den Blick geschärft. Karin Graf von der Literatur- und Medienagentur Graf&Graf danke ich für ihr Vertrauen und Julia Eichhorn für die behutsame und sehr professionelle Einflussnahme auf das Manuskript. Aus ihren Händen gelangte es zu Karen Guddas von der Deutschen Verlags-Anstalt, die mich als Lektorin wunderbar betreut hat und der ich ebenso wie allen im Verlag für ihre Arbeit an dem Buch danken möchte. Und doch, ohne Angela Blomberg und Sylvia Janczak und natürlich vor allem meinen Mann Klaus Krug wäre dieses Buch niemals zustande gekommen. Ihnen danke ich ganz besonders. Für geduldiges Zuhören und für Halt in schwierigen Zeiten.

LITERATUREMPFEHLUNGEN

Arbeitskreis Frauengesundheit in Medizin, Psychotherapie und Gesellschaft e.V. et al. (Hrsg.), *Bauchentscheidungen – aber mit Köpfchen. Hintergrundinformationen zu vorgeburtlichen Tests*, Broschüre abrufbar unter www.bvkm.de.

Hille Haker, *Hauptsache gesund? Ethische Fragen der Pränatal- und Präimplantationsdiagnostik*, München 2011.

Hannah Lothrop, *Gute Hoffnung – jähes Ende. Fehlgeburt, Totgeburt und Verluste in der frühen Lebenszeit. Begleitung und neue Hoffnung für Eltern*, München 1998.

Silja Samerski, *Die Entscheidungsfalle – Wie genetische Aufklärung die Gesellschaft entmündigt*, Darmstadt 2010.

Kirsten Wassermann und Anke Rohde, *Pränataldiagnostik und psychosoziale Beratung. Aus der Praxis für die Praxis*, Stuttgart 2009.

Vivian Weigert, *Bekommen wir ein gesundes Baby? Was Sie über Pränataldiagnostik wissen sollten*, München 2006.

METHODEN DER PRÄNATALDIAGNOSTIK

1. Ultraschalluntersuchung

Wie?

Die über einen Schallkopf ausgesendeten Schallwellen werden zurückgeworfen und auf dem Monitor in ein Bild umgesetzt:

- Ultraschall über der Bauchdecke: Der Schallkopf wird auf die Bauchdecke gesetzt.
- Vaginaler Ultraschall: Ein stabförmiger Schallkopf wird in die Scheide eingeführt.

Wofür?

Zur Beobachtung des Schwangerschaftsverlaufs:

- Feststellung der Schwangerschaftswoche.
- Bestätigung, dass sich die Schwangerschaft in der Gebärmutterhöhle entwickelt.
- Erkennen von Mehrlingen.
- Beobachtung, wie das Ungeborene wächst und sich entwickelt.
- Kontrolle der Herztätigkeit des Ungeborenen.
- Beurteilung der Fruchtwassermenge, des Mutterkuchens und der Lage des Ungeborenen.

Zur Feststellung möglicher Fehlbildungen:

- Vor und während einer Fruchtwasserpunktion oder Chorionzottenbiopsie.
- Spezialisierter Ultraschall zur Feindiagnostik.

Wann?

Ultraschalluntersuchungen sind in der gesamten Schwangerschaft möglich, meistens über die Bauchdecke; im ersten
Schwangerschaftsdrittel evtl. als vaginaler Ultraschall.
Nach Mutterpass sind drei Ultraschalluntersuchungen vorgesehen:

- 9. bis 12. Woche
- 19. bis 22. Woche
- 29. bis 32. Woche

Was erfahre ich?

- Wie lange die Schwangerschaft bereits besteht.
- Wie das Wachstum des Ungeborenen verläuft.
- Die Lage des Kindes und des Mutterkuchens zur Geburts-
  planung.
- Aussagen über Entwicklung und Funktion der Organe.
- Aussagen über Körperform des Ungeborenen: Gliedmaßen,
  Wirbelsäule, Kopf, Rumpf.

Was gibt es zu bedenken?

- Gibt es Auffälligkeiten bei einer Ultraschalluntersuchung,
  werden Frauen verunsichert, auch wenn sich die Verdachts-
  momente nicht bestätigen.
- Ultraschall alleine reicht oft nicht aus; Auffälligkeiten führen zu weiteren Untersuchungen: zusätzlicher Bluttest,
  Chorionzottenbiopsie oder Fruchtwasseruntersuchung.
- Fehlinterpretationen sind möglich, abhängig auch von den
  verwendeten Geräten und der Erfahrung der Anwender/
  innen.
- Bei ungünstigen Untersuchungsbedingungen gibt es keine
  genauen Befunde.
- Das Bild auf dem Monitor kann eigene Empfindungen und
  Erfahrungen verdrängen.

- Nur in den ersten 14 Wochen kann der Geburtstermin relativ sicher bestimmt werden.
- Genauere Untersuchungen der Organe sind in der Regel erst nach der 19. Woche möglich.
- Weist die Ultraschalluntersuchung auf eine mögliche Behinderung hin, gibt es nur in wenigen Fällen eine Therapie; es kann sich die Frage nach einem Schwangerschaftsabbruch stellen.

2. Verfahren zur Risikoeinschätzung

Wie?

Ersttrimester-Test bestehend aus:

- Ultraschall, bei dem auf mehrere Zeichen beim Ungeborenen geachtet wird, darunter die sogenannte Nackentransparenz und das Nasenbein. Aus den gemessenen Werten wird ein statistisches Risiko berechnet. Dafür sind weitere Angaben wichtig, wie das Alter der Frau und die genaue Schwangerschaftsdauer.
- Bluttest bei der Frau mit Messung von zwei Eiweißstoffen (HCG, PAPP-A). Daraus lässt sich ein statistisches Risiko berechnen. Wird dies mit dem Risikowert aus der Ultraschalluntersuchung kombiniert, ergibt sich ein gemeinsamer Risikowert von höherer Genauigkeit.

Zweittrimester-Bluttest:

- Bestimmung von Alphafetoprotein (AFP) als Ergänzung des Ersttrimester-Tests oder als eigenständiger Bluttest mit Bestimmung von mehreren Eiweiß- und Hormonwerten (z. B. Triple-Test, der jedoch weitgehend durch den Ersttrimester-Test ersetzt wurde).

Wofür?

Die Ergebnisse dieser Tests sind Zahlen, die eine Wahrscheinlichkeit angeben. Sie werden aus den gemessenen Werten, der genauen Schwangerschaftsdauer, dem Alter der Frau und weiteren Angaben berechnet. Die Testergebnisse dienen als Grundlage, um sich gegen oder für weitere Untersuchungen zu entscheiden, wie eine Fruchtwasserpunktion, eine Chorionzottenbiopsie oder einen weiteren, gezielten Ultraschall.

Wann?

- Ultraschall: 12. bis 14. Woche
- Bluttest: 11. bis 14. Woche (Blutentnahme in der Regel zeitgleich mit dem Ultraschall)
- Zweittrimester-Bluttest: 15. bis 18. Woche; die Ergebnisse liegen innerhalb einer Woche vor.

Was erfahre ich?

- Eine statistische Risikoeinschätzung über ein mögliches Down-Syndrom, eine andere Chromosomenabweichung oder einen Herzfehler.
- Der Ersttrimester-Test liefert genauere und frühere Ergebnisse und hat deswegen weitgehend den Triple-Test ersetzt.
- Ein erhöhter AFP-Wert kann auf eine Verschlussstörung beim Ungeborenen hinweisen, z. B. einen offenen Rücken.

Was gibt es zu bedenken?

- Eine statistische Risikoeinschätzung sagt nichts Konkretes über das Ungeborene aus, sie ist die Berechnung einer Wahrscheinlichkeit.
- Eine von etwa 20 bis 30 Frauen hat einen auffälligen Wert, das verunsichert sie.
- Auffällige Werte veranlassen oft weitere Untersuchungen, wie z. B. die Fruchtwasserpunktion, die mit größeren Risiken

verbunden sind; nur so können genauere Aussagen gemacht werden.

Oftmals erweist sich dann ein Verdacht als falsch.

- Ungenaue, falsche Anwendung und Auswertung (z. B. bei Unklarheiten über die Schwangerschaftsdauer oder bei Zwillingen) führen zu falschen »auffälligen« Werten.
- Besonders die Ultraschallbefunde sind abhängig von den verwendeten Geräten und von der Erfahrung der Anwender/innen.
- Diese Verfahren werden als individuelle Gesundheitsleistungen (IGeL) angeboten und müssen selbst bezahlt werden. Die Krankenkasse zahlt lediglich die Leistungen, die medizinisch notwendig und sinnvoll sind. Dazu gehört z. B. die Folgeuntersuchung nach einem auffälligen Befund.

3. Chorionzottenbiopsie

Wie?
- Einstich mit einer Hohlnadel in den sich bildenden Mutterkuchen durch die Bauchdecke der Frau (selten von der Scheide aus) unter Ultraschallkontrolle.
- Chorionzottengewebe (hieraus bildet sich später der Mutterkuchen) wird entnommen.
- Die gewonnen Zellen werden im Labor auf ihren Chromosomensatz hin untersucht, evtl. DNA-Analyse.

Wofür?
- Zur Suche nach einer Chromosomenabweichung beim Ungeborenen.
- Nach einem auffälligen Ergebnis im Ultraschall oder Ersttrimester-Test.

- Bei Verdacht auf eine Stoffwechselerkrankung.
- Zur gezielten Suche nach einer vererbbaren Krankheit/ Behinderung im Rahmen einer genetischen Beratung.

Wann?
- 11. bis 14. Woche; erste Ergebnisse nach 1 bis 7 Tagen, endgültiges Ergebnis der Langzeitkultur nach ca. 2 Wochen.

Was erfahre ich?
- Den Chromosomensatz des Ungeborenen.
- Nach einer gezielten DNA-Analyse können vererbbare Krankheiten/Behinderungen festgestellt werden.

Was gibt es zu bedenken?
- Bei auffälligen Befunden gibt es in den meisten Fällen keine Therapie; es kann sich die Frage nach einem Schwangerschaftsabbruch stellen.
- Es besteht ein Fehlgeburtsrisiko von 0,5 bis 2 %.
- Schmerzen und Blutungen nach dem Eingriff sind möglich.
- Es gibt nur bedingte Aussagen über Schweregrad und Ausprägung der erhobenen Befunde, keine Aussagen zum Risiko für einen offenen Rücken.
- Werden mütterliche statt kindlicher Zellen entnommen, muss die Untersuchung wiederholt werden.
- Wenn nicht alle untersuchten Zellen den gleichen Befund haben, muss die Untersuchung wiederholt oder durch eine Fruchtwasseruntersuchung ergänzt werden.
- Fehldiagnosen können vorkommen.

4. Fruchtwasseruntersuchung

Wie?

- Einstich mit einer Hohlnadel in die Fruchtblase durch die Bauchdecke der Frau unter Ultraschallkontrolle; ca. 15 ml Fruchtwasser mit abgelösten Zellen des Ungeborenen werden entnommen.
- Die lebenden Zellen werden bis zur Zellteilung kultiviert, die Chromosomen auf Anzahl und Struktur untersucht und AFP im Fruchtwasser bestimmt.
- Weitere Untersuchungen, wie eine gezielte DNA-Analyse, sind möglich.

Wofür?

- Zur Suche nach einer Chromosomenabweichung beim Ungeborenen.
- Bei Auffälligkeiten im Ultraschall oder im Ersttrimester-Test, z. B. verbreiterte Nackentransparenz.
- Nach vorausgegangenen Fehlgeburten mit Verdacht auf Chromosomenabweichung.
- Bei Verschlussstörung, z. B. offenem Rücken, oder Chromosomenabweichung eines früheren Kindes.
- Zur gezielten Suche nach diagnostizierbaren Erbkrankheiten im Rahmen einer genetischen Beratung.
- Bei hohen Antikörperwerten bei Rh-negativen Frauen.

Wann?

- 14. bis 20. Woche, meist 15. bis 17. Schwangerschaftswoche; das endgültige Ergebnis liegt nach 2 bis 3 Wochen vor.
- Mit einem sogenannten Schnelltest (FISH-Test) sind Aussagen zur Anzahl der Chromosomen 13, 18, 21 sowie der Geschlechtschromosomen X und Y nach 1 bis 2 Tagen möglich. Dieser Befund muss immer durch das endgültige Ergebnis nach Langzeitkultur überprüft werden.

Was erfahre ich?

- Den Chromosomensatz des Ungeborenen.
- Verschlussstörungen, z. B. offener Rücken. Durch eine gezielte DNA-Analyse können vererbbare Krankheiten/Behinderungen, z. B. Muskel- und Stoffwechselerkrankungen, festgestellt werden. Um dies schon frühzeitig zu erfahren, wird hierfür in der Regel eine Chorionzottenbiopsie empfohlen.

Was gibt es zu bedenken?

- Bei auffälligen Befunden gibt es in den meisten Fällen keine Therapie.
- Es gibt ein Fehlgeburtsrisiko von 0,5 bis 1 %.
- Es könne Wehen und leichte Blutungen auftreten.
- Die lange Wartezeit auf den Befund ist belastend.
- Bei einem späten Schwangerschaftsabbruch wird ein Gebärvorgang eingeleitet.
- Manchmal muss die Untersuchung wiederholt werden.
- Es gibt nur bedingt Aussagen über Schweregrad und Ausprägung der erhobenen Befunde.
- Befunde zu seltenen Chromosomenveränderungen, die in ihren Auswirkungen nicht bekannt sind, sind möglich.
- Fehldiagnosen können vorkommen.

5. Nabelschnurpunktion

Wie?

- Einstich durch die Bauchdecke der Frau.
- Aus der Nabelschnur wird unter Ultraschallkontrolle kindliches Blut entnommen.
- Das Blut des Ungeborenen wird untersucht.

Wofür?

- Bei dem Verdacht einer Infektion des Ungeborenen, z. B. mit Röteln.
- Zur Suche nach diagnostizierbaren Erbkrankheiten nach genetischer Beratung.
- Bei einer Rhesus-Unverträglichkeit.
- Um unklare Befunde nach einer Fruchtwasseruntersuchung zu überprüfen.

Wann?

- Ab der 18. Woche; die Chromosomenergebnisse liegen nach 2 bis 4 Tagen vor.

Was erfahre ich?

- Den Chromosomensatz des Ungeborenen.
- Bei Blutarmut des Kindes (z. B. bei Rhesus-Unverträglichkeit) ist eine Bluttransfusion möglich.
- Bei Infektionen werden Medikamente zur Therapie des Ungeborenen in der Regel über die Frau gegeben.

Was gibt es zu bedenken?

- Es gibt ein Fehlgeburtsrisiko von 1 bis 3%.
- Wie bei den anderen Untersuchungen kann sich hier die Frage stellen: „Was mache ich nach einem auffälligen Befund?"

Basierend auf Informationen der Bundeszentrale für gesundheitliche Aufklärung, aus der Broschüre *Pränataldiagnostik – Informationen über Beratung und Hilfen bei Fragen zu vorgeburtlichen Untersuchungen*, 2011.

ANMERKUNGEN

1 Claudia Heinkel, »Vom Recht auf Beratung im Kontext von Pränataldiagnostik«, in: Bundeszentrale für gesundheitliche Aufklärung (BZgA) (Hrsg.): Reihe *FORUM Sexualaufklärung und Familienplanung,* Heft 1/2007, Pränataldiagnostik, S. 54.

2 Claudia Schumann, »Veränderungen in der gynäkologischen Praxis durch Pränataldiagnostik«, in: BZgA, *FORUM* 1/2007, S. 41.

3 BZgA (Hrsg.), *Schwangerschaftserleben und Pränataldiagnostik. Repräsentative Befragung Schwangerer zum Thema Pränataldiagnostik,* Köln 2006, S. 38f.

4 Institut für Demoskopie, *Einflussfaktoren auf die Geburtenrate. Ergebnisse einer Repräsentativbefragung der 18 – 44jährigen Bevölkerung,* Allensbach 2004, S. 79.

5 Christian Schmitt/Ulrike Winkelmann, *Wer bleibt kinderlos? Sozialstrukturelle Daten zur Kinderlosigkeit von Frauen und Männern,* Deutsches Institut für Wirtschaftsforschung (DIW) Berlin 2005.

6 *Mikrozensus 2008 – Neue Daten zur Kinderlosigkeit in Deutschland. Statement von Präsident Roderich Engeler,* Statistisches Bundesamt Wiesbaden (Destatis), 29.7.2009.

7 Vgl. dazu Sabine Bode, *Kriegsenkel,* Stuttgart 2009.

8 Ilona Renner/Anneliese Hendel-Kramer, »Schwangere Frauen ab 35. Eine Zielgruppe mit besonderem Unterstützungsbedarf?«, in: BZgA, *FORUM Sexualaufklärung und Familienplanung* Heft 3/2008.

9 Thomas W. Sadler, *Medizinische Embryologie,* Stuttgart 2003, S. 137.

10 *Pränataldiagnostik – Informationen über Beratung und Hilfen bei Fragen zu vorgeburtlichen Untersuchungen*, BZgA, S.26f.

11 Sabina Auckenthaler, »Die Hürden späten Mutterglücks«, *MedStandard*, 10.9.2007.

12 Annette Queißer-Luft/Jürgen Spranger, »Fehlbildungen bei Neugeborenen«, *Deutsches Ärzteblatt* (2006), 103(38): A-2464.

13 Ebd.

14 *Schwerbehindertenstatistik*, Destatis, Fachserie 13, Reihe 5.1, Wiesbaden 2009.

15 *Bibel*, 1. Mose 29, 17.

16 Gertraud Diem-Wille, »Psychoanalytische Aspekte der Schwangerschaft als Umgestaltung der inneren Welt der werdenden Eltern«, *Psychotherapie Forum* (2004), S.130.

17 Angelica Hensel, »Schwanger und Kundin? Verantwortung und Zumutungen im Kontext pränataler Diagnostik«, in: BZgA, *FORUM* 1/2007, S. 47 ff.

18 *Jüdische Gebete und Segenssprüche – Fruchtbarkeit und neues Leben*, siehe: www.hagalil.com/judentum/gebet/brakhoth/ leben-1.htm, zuletzt gesehen: April 2012.

19 Hannes Friedrich et al., *Eine unmögliche Entscheidung. Pränataldiagnostik: Ihre psychosozialen Voraussetzungen und Folgen*, Berlin 1998.

20 BZgA (Hrsg.), *Schwangerschaftserleben und Pränataldiagnostik, Repräsentative Befragung Schwangerer zum Thema Pränataldiagnostik*, Köln 2006, S. 40.

21 *Mutterpass*, Bundesausschuss der Ärzte und Krankenkassen, 2011.

22 Hermann Hepp, »Pränatalmedizin und Schwangerschaftsabbruch aus medizinischer Indikation«, in: *Göttinger Schriften zum Medizinrecht*, Bd. 4, Göttingen 2008, S. 66.

23 Gesellschaft für Qualität in der außerklinischen Geburtshilfe (QUAG), *Plädoyer zur normalen Geburt*, Bund deutscher Hebammen 2001.

24 »Erläuterungen zum Mutterpass – S. 10/11, Ultraschalluntersuchungen«, siehe: www.rabeneltern.org/index.php/wissenswertes/schwangerschaft-wissenswertes/1080-erlaeuterungen-zum-mutterpass?start=8, zuletzt gesehen: April 2012.

25 Bundesärztekammer (Hrsg.), »Richtlinie zur pränatalen Diagnostik von Krankheiten und Krankheitsdispositionen«, in: *Deutsches Ärzteblatt* (1998), 95, Heft 50, A-3241.

26 Eberhard Merz/Bernd Eiben: »Ersttrimesterscreening«, *Der Gynäkologe* (2006), Heft 39, S. 847-853.

27 *Mutterpass*, siehe: www.g-ba.de/downloads/34-215-311/35-2009-09-24-Mutterpass-Neuauflage.pdf, zuletzt gesehen: April 2012.

28 »Stellungnahme der Bundesärztekammer zur Änderung der Anlage 3 der Mutterschafts-Richtlinie«, siehe: www.bundesaerztekammer.de/page.asp?his=0.7.5598.7698, zuletzt gesehen: April 2012.

29 Gendiagnostikgesetz, siehe: www.gesetze-im-internet.de/gendg/, zuletzt gesehen: April 2012.

30 a.a.O., § 8.

31 a.a.O., § 10.

32 Ebd.

33 Bundesärztekammer, »Stellungnahme der Bundesärztekammer zur Änderung der Anlage 3 der Mutterschafts-Richtlinie«, siehe: www.bundesaerztekammer.de/page.asp?his=0.7.5598.7698, zuletzt gesehen: April 2012.

34 Institut für Qualität und Wirtschaftlichkeit im Gesundheitswesen (IQWIG), »Aufklärung Ultraschallscreening in der Schwangerschaft – Dokumentation der Stellungnahmen«, siehe: www.iqwig.de/download/P08-01_DWA_vorlaeufigen_BP_Aufklaerung_Ultraschallscreening_in_der_Schwangerschaft.pdf, zuletzt gesehen: April 2012.

35 Franz Kainer, »Pränataldiagnostik: Verantwortliche ärztliche

Tätigkeit im Grenzbereich«, in: *Deutsches Ärzteblatt* (2002),
Heft 39, 99, A 2545–2552.

36   Claudia Schumann, »Veränderungen in der gynäkologischen
Praxis durch Pränataldiagnostik«, in: BZgA, *FORUM* 1/2007,
S. 39.

37   Kathrin Trautmann/Eberhard Merz, »Pränataldiagnostik – Entwicklung, Errungenschaften, Ausblick«, in: BZgA,
FORUM 1/2007, S. 5.

38   Claudia Schumann, »Veränderungen in der gynäkologischen
Praxis durch Pränataldiagnostik«, in: BZgA, *FORUM* 1/2007,
S. 39.

39   Oliver Tolmein, »Lebens-Schaden«, in: *Konkret* 02/1998, S. 29.

40   Hermann Hepp, »Pränatalmedizin und Schwangerschaftsabbruch aus medizinischer Indikation«, in: *Göttinger Schriften zum Medizinrecht*, Bd. 4, Göttingen 2008, S. 66.

41   Bundesärztekammer (Hrsg.), »Richtlinie zur pränatalen
Diagnostik von Krankheiten und Krankheitsdispositionen«,
in: *Deutsches Ärzteblatt* (1998), 95, Heft 50, A-3240.

42   Michael Schleuning, »Parvovirus-B19-Infektionen«, in: *Deutsches Ärzteblatt* (1996), 93, Heft 43, A-2782–2783.

43   *Mikrozensus 2008 – Neue Daten zur Kinderlosigkeit in
Deutschland*, a.a.O., S.8 f.

44   Monika Willenbrink, *Pränatale Diagnostik und die Angst
vor einem behinderten Kind. Ein psychosozialer Konflikt von
Frauen aus systemischer Sicht*, Heidelberg 1999, zitiert nach
BZgA *Forum* 1/2007, S. 54.

45   Deutsches Referenzzentrum für Ethik in den Biowissenschaften, »Invasive Methoden der PND«, siehe: www.drze.
de/im-blickpunkt/pid/module/invasive-methoden-der-pnd,
zuletzt gesehen: April 2012.

46   Ebd.

47   Heike Lauer, »Interview mit Dr. med. Klaus König, Berufsverband der Frauenärzte«, in: BZgA, *FORUM* 1/2007, S. 35.

48 Schwangerschaftskonfliktgesetz §2a, siehe: www.gesetze-im-internet.de/beratungsg/__2a.html, zuletzt gesehen: April 2012.

49 Anne Rummer et al., »Pränataldiagnostik und Schwangerschaftsabbruch – Zusammenarbeit über Fachgrenzen hinweg«, in: *Deutsches Ärzteblatt* (2011), 108, Heft 38, A-1962.

50 Eva Schumann, »Verantwortung für das ungeborene Leben«, in: *Göttinger Schriften zum Medizinrecht*, Bd. 4, Göttingen 2008, S. 2ff.

51 Deutsches Referenzzentrum für Ethik in den Biowissenschaften, »Schwangerschaftsabbruch nach PND«, siehe: www.drze.de/im-blickpunkt/pid/module/schwangerschaftsabbruch-nach-pnd, zuletzt gesehen: April 2012.

52 Wolfram Henn, »Pränataldiagnostik – Von der Individualmedizin zur ›Eugenik von unten‹?«, in: *Kursbuch Biopolitik* 3 (2006), S. 108-115.

53 Hildburg Wegener, »Kritische Betrachtungen zum Frühscreening«, in: BZgA, *FORUM* 1/2007, S. 45.

54 Bundesärztekammer, »Erklärung zum Schwangerschaftsabbruch nach Pränataldiagnostik«, *Deutsches Ärzteblatt* (1998), 95, Heft 47, A-3015-3016.

55 Stefan Rehder, »Bis zu 800 Spätabtreibungen überlebensfähiger Ungeborener«, in: *Die Welt*, 18.04.2000.

56 Rainer Bald, »Erhöhte Nackentransparenz und normaler Karyotyp – An welche Syndrome muss man denken?«, *9. Thüringer Ultraschalltagung für Frauenärzte*, Erfurt 2001.

57 Detlef Brückmann, »Grußwort«, *9. Thüringer Ultraschalltagung für Frauenärzte*, Erfurt 2001, siehe: www.drmb.de/de/ultra2001/grusswort.htm, zuletzt gesehen: April 2012.

58 Peter Schmidt et al., »Gesundheitsökonomische Aspekte des Downsyndrom-Screenings«, in: *Geburtshilfe und Frauenheilkunde* (2008), 68, S. 69-76, siehe: firsttrimester.net/download/Schmidt2008a.pdf, zuletzt gesehen: April 2012.

59 Hildburg Wegener, »Kritische Betrachtungen zum Frühscreening«, in: BZgA, *FORUM* 1/2007, S.44f.

60 Fetal Medicine Foundation, *Sponsors and exhibitors*, siehe:
www.fetalmedicine.com/fmf/Exhibitors 9th World congress.
pdf, zuletzt gesehen: April 2012.

61 FMF-Germany, »Press Review«, siehe: www.fmf-deutschland.
info/en/fmf-deutschland/pressespiegel/, zuletzt gesehen:
April 2012.

62 Ebd.

63 Bernd Eiben et al., »Ersttrimester-Screening: Welche
Methode liefert die besten Ergebnisse?«, in: *Frauenarzt*
(2008), Heft 49, S.196f.

64 Peter Schmidt et al., »Kommentar«, in: Frauenarzt (2008),
Heft 49, S.198-201.

65 K.-J. Lüthgens, »Nicht-invasives Screening auf Down-Syndrom im ersten und zweiten Trimester. Integriertes Screening«, *Labor Enders*, Stuttgart 2011.

66 Peter Schmidt et al., »Gesundheitsökonomische Aspekte des
Downsyndrom-Screenings«, in: *Geburtshilfe und Frauenheilkunde* (2008), 68, S.69-76, siehe: firsttrimester.net/down
load/Schmidt2008a.pdf, zuletzt gesehen: April 2012.

67 *Nalador 500 Microgramm-Trockenampullen*, siehe: www.phar
mazie.com/graphic/A/77/1-17577.pdf, zuletzt gesehen: April
2012.

68 Statistisches Bundesamt, *Gesundheit. Schwangerschaftsabbrüche*, Wiesbaden 2012, S.23.

69 Stefan Rehder, »Bis zu 800 Spätabtreibungen überlebensfähiger Ungeborener«, in: *Die Welt*, 18.04.2000.

70 *Nalador 500 Microgramm-Trockenampullen*, siehe: www.phar
mazie.com/graphic/A/77/1-17577.pdf, zuletzt gesehen: April
2012.

71 Anne Waldschmidt, *Pränataldiagnostik im gesellschaftlichen
Kontext*, Manuskript, Köln 2006, siehe: www.imew.de/filead-

min/Dokumente/VT_Praenataldiagnostik.pdf, zuletzt gesehen: April 2012.

72 Thomas Lemke, »Lebenspolitik und Biomoral: Dimensionen genetischer Verantwortung«, S. 13, siehe: www.thomaslemkeweb.de/engl. texte/Lebenspolitik und Biomoral.pdf, zuletzt gesehen: April 2012.

73 Stiftung Warentest, »Spielzeug: Alarm im Kinderzimmer«, *test* 11/2010.

74 Andreas Maus/Jochen Leufgens, »Chance vertan: Schädliche Spielzeuge bleiben im Handel«, *WDR/monitor*, 9.12.2010.

75 Bundesinstitut für Risikobewertung (BfR), »Gesundheitliche Bewertung von Spielzeug«, siehe: www.bfr.bund.de/de/gesundheitliche_bewertung_von_spielzeug-7527.html#dok., zuletzt gesehen: April 2012.

76 Ruth Hubbard, »Gentechnologie und die neue Eugenik«, in: Steffi Hobuß et.al.(Hg.), *Die anderer Seite der Globalisierung*, Frankfurt/Main 2001, S. 108.

77 Waldschmidt, *Pränataldiagnostik im gesellschaftlichen Kontext*, Manuskript, Köln 2006, S. 8, siehe: www.imew.de/fileadmin/Dokumente/VT_Praenataldiagnostik.pdf, zuletzt gesehen: April 2012.

78 a.a.O., S. 10.

79 *Pränataldiagnostik – Informationen über Beratung und Hilfen bei Fragen zu vorgeburtlichen Untersuchungen*, BZgA, S. 39.

80 Dossier: PID, PND, Forschung an Embryonen, *Deutsches Ärzteblatt* (2000), S. 60, siehe: www.bundesaerztekammer.de/downloads/20PID.pdf, zuletzt gesehen: April 2012.

81 Viola Roggenkamp, »Infektiöser Müll«, in: *Die Zeit* (32), 20.08.1998.

82 Schwangerschaftskonfliktgesetz §2a.

83 BZgA (Hrsg.), *Informationsmaterial für Schwangere nach einem auffälligen Befund in der Pränataldiagnostik*, 2009, S. 1.

84 Ottomar Bahrs et al., »Interprofessionelle Qualitätszirkel in der Pränataldiagnostik«, BZgA, *FORUM* 1/2007, S. 18-32.

85 Marianne Leuzinger-Bohleber et al., »Ambivalenz des medizinisch-technischen Fortschritts«, in: *Psyche*, Heft 2 (2009), S. 189-213.

86 Marianne Leuzinger-Bohleber et al. (Hrsg.), *The Janus Face of Prenatal Diagnosis: A European Study Bridging Ethics, Psychoanalysis, and Medicine*, London 2008, S. 15f.

87 a.a.O., S. 17.

88 Hannah Lothrop, *Gute Hoffnung – jähes Ende*, München 1998.

89 Irmgard Nippert, »Die Anwendungsproblematik der vorgeburtlichen Diagnostik«, BZgA, *FORUM* 1/2-2000, S. 17f.

90 Waldschmidt, *Pränataldiagnostik im gesellschaftlichen Kontext*, Manuskript, Köln 2006, S. 6f, siehe: www.imew.de/fileadmin/Dokumente/VT_Praenataldiagnostik.pdf, zuletzt gesehen: April 2012.

91 Bundesärztekammer (Hrsg.), »Richtlinie zur pränatalen Diagnostik von Krankheiten und Krankheitsdispositionen«, in: *Deutsches Ärzteblatt* (1998), 95, Heft 50, A-3240.

92 *Informationsmaterial für Schwangere nach einem auffälligen Befund in der Pränataldiagnostik*, BZgA.

93 Florian Holsboer, *Depression: Wie die Krankheit unsere Seele belastet*, München 2011.

94 a.a.O., S. 19.

95 Silja Samerski, *Die Entscheidungsfalle – Wie genetische Aufklärung die Gesellschaft entmündigt*, Darmstadt 2010, S. 140 f.

96 Florian Holsboer, *Depression: Wie die Krankheit unsere Seele belastet*, München 2011, S. 59.

97 Florian Holsboer, »Beruflicher Werdegang«, siehe: holsboer.de/index2.php?include=inc/show.php&id=2, zuletzt gesehen: April 2012.

98 Marianne Leuzinger-Bohleber et al. (Hrsg.), *The Janus Face of Prenatal Diagnosis: A European Study Bridging Ethics, Psychoanalysis, and Medicine*, London 2008, S. 213f.

99 a.a.O., S. 200ff.

100 Lisa G. Shaffer, »Signature Genomics«, siehe: www.signature genomics.com/about.html, zuletzt gesehen: April 2012.

101 a.a.O., siehe: www.signaturegenomics.com/disorders_tested. html, zuletzt gesehen: April 2012.

102 Microarray, siehe: de.wikipedia.org/wiki/Microarray, zuletzt gesehen: April 2012.

103 Pränatal-Medizin München, »Pränatale CHIP-Diagnostik«, siehe: www.praenatal-medizin.de/wp-content uploads/ 2010/02/Array-CGH-Flyer.pdf, zuletzt gesehen: April 2012.

104 Ebd.

105 Pränatal-Medizin München, »Symposion Winter 2010. Am Beispiel Down-Syndrom«, siehe: www.praenatal-medizin.de/ wp-content/uploads/2009/01/Programm-Symposion- Winter-2010-PDF, zuletzt gesehen: April 2012.

106 Ebd.

107 Sequenom, »Trisomy 21«, siehe: www.sequenomcmm.com/ home/patients/trisomy-21/, zuletzt gesehen: April 2012.

108 Sequenom, »MaterniT 21 Plus«, siehe: www.sequenomcmm. com/home/health-care-professionals/trisomy-21/about- the-test/, zuletzt gesehen: April 2012.

109 GATC Biotech, »Sequenom gibt europäischen Lizenzver- trag mit GATC-Tochter LifeCodexx bekannt«, siehe: www. gatc-biotech.com/de/ueber-uns/presse/single-view/press- release/2011/08/11/article/sequenom-gibt-europaeischen- lizenzvertrag-mit-gatc-tochter-lifecodexx-bekannt-194.html, zuletzt gesehen: April 2012.

110 Eva Richter-Kuhlmann, »Neuer Test auf Down-Syndrom. Auf Routine programmiert«, *Deutsches Ärzteblatt* (2011), 108, Heft 36, A-1815.

111 LifeCodexx, »PraenaTest«, siehe: www.lifecodexx.com/de/
lifecodexx-praenatest.html, zuletzt gesehen: April 2012.

112 Pränatal-Medizin München, »Ultraschalldiagnostik«, siehe:
www.praenatal-medizin.de/?cat=5, zuletzt gesehen: April 2012.

113 Pränatal-Medizin München, »Wir sind da für Sie und Ihr
Baby«, siehe: www.praenatal-medizin.de/?cat=1, zuletzt gesehen: April 2012.

114 Pränatal-Medizin München, »Genetische Beratung«,
siehe: www.praenatal-medizin.de/?cat=54, zuletzt gesehen:
April 2012.

115 Silja Samerski, *Die Entscheidungsfalle – Wie genetische
Aufklärung die Gesellschaft entmündigt*, Darmstadt 2010.

116 Peter Propping, »Eine Gespensterdebatte«, siehe:
www.spektrum.de/alias/angemerkt/eine-gespensterdebatte/
1115798, zuletzt gesehen: April 2012.

117 Lisa Tambornino, »Prädikative genetische Testverfahren«,
siehe: www.drze.de/im-blickpunkt/praediktive-genetische-
testverfahren, zuletzt gesehen: April 2012.

118 Silja Samerski, *Die Entscheidungsfalle – Wie genetische
Aufklärung die Gesellschaft entmündigt*, Darmstadt 2010, S.119.

119 Barbara Katz Rothman, *The Tentative Pregnancy*, New York
1986; dtsch. Übersetzung: *Schwangerschaft auf Abruf*, Mar-
burg 1989.

120 Barbara Katz Rothman, »25 Jahre Schwangerschaft auf Abruf«,
siehe: www.bvkm.de/dokumente/pdf/Praenataldiagnostik/
Rundbrief24.pdf, zuletzt gesehen: April 2012.

121 Viola Roggenkamp, »Infektiöser Müll«, in: *Die Zeit* (32),
20.08.1998.

122 Gendiagnostikgesetz §1, siehe: www.gesetze-im-internet.de/
bundesrecht/gendg/gesamt.pdf, zuletzt gesehen: April 2012.

123 Schlussbericht der Enquetekommission »Recht und Ethik
der modernen Medizin«, Deutscher Bundestag, Drucksache
14/9020, S.174.

124 Gendiagnostikgesetz §9, siehe: www.gesetze-im-internet.de/
bundesrecht/gendg/gesamt.pdf, zuletzt gesehen: April
2012.

125 Carsten Leffmann,»Mehrere Wege zur Qualifikation für die
genetische Beratung«, siehe: www.aerzteblatt-sh.de/gesund
heitspolitik/mehrere-wege-zur-qualifikation-fuer-die-geneti
sche-beratung, zuletzt gesehen: April 2012.

126 Richtlinie der Gendiagnostikkommission, Bundesgesund-
heitsblatt 2011 (54) S.1255.

127 Stellungnahme der DGPFG vom 2. März 2011, siehe: www.
dgpfg.de/fileadmin/Archiv/Dokumente/Aktuelles/Stellung-
nahme_DGPFG_zum__RL-E_Genetische_Beratung.pdf,
zuletzt gesehen: April 2012.

128 Schlussbericht der Enquetekommission, a.a.O., S. 83.

129 Ebd. S. 81.

130 Claudia Schumann,»Veränderungen in der gynäkologischen
Praxis durch Pränataldiagnostik«, in: BZgA, FORUM 1/2007,
S. 41.

131 Dossier: PID, PND, Forschung an Embryonen, Deutsches
Ärzteblatt (2000), S. 60, siehe: www.bundesaerztekammer.de/
downloads/20PID.pdf, zuletzt gesehen: April 2012.

132 Ebd.

133 Peter Radtke,»Wie hoch ist das Risiko?«, Vortrag zur
Pränataldiagnostik, München 2006, siehe: www.profkainer.
de/4fbb6b8c-ca6d-4c89-a665-231986fe0e4f.ahtml, zuletzt
gesehen: April 2012.

134 Ulrich Beck,»Eugenik der Zukunft«, in: Der Spiegel, 21.11.1988.

135 Schlussbericht der Enquetekommission,»Recht und Ethik
der modernen Medizin«, Deutscher Bundestag, Drucksache
14/9020, S. 9.

136 BZgA, Schwangerschaftserleben und Pränataldiagnostik, 2006,
S.38f.

137 Schlussbericht der Enquetekommission,»Recht und Ethik

der modernen Medizin«, Deutscher Bundestag, Drucksache
14/9020, S. 244.

138 Franz Kainer, »Pränataldiagnostik: Verantwortliche ärzt-
     liche Tätigkeit im Grenzbereich«, in: *Deutsches Ärzteblatt*
     (2002), Heft 39, 99, A2545, A-2552, siehe: data.aerzteblatt.org/
     pdf/99/39/a2545.pdf, zuletzt gesehen: April 2012.

139 Gesundheitsberichterstattung des Bundes, »Schwangerschafts-
     abbrüche, u.a. nach Merkmalen der Schwangerschafts-
     abbruchstatistik«.

140 Wolfram Henn, »Pränataldiagnostik – Von der Individual-
     medizin zur ›Eugenik von unten‹?«, in: *Kursbuch Biopolitik* 3
     (2006), S. 108-115.

141 Monika Wagener/Frauke Steffens, »Wir müssen draußen
     bleiben: Behinderte Kinder und die Integration«, *WDR/
     monitor*, 7.4.2011.

SACHREGISTER